ドイツ発「気と波動」健康法

増補改訂版

まえがき

～増補改訂版の発行にあたり～

本書の初版発行は2012年でしたから、すでに6年以上経過しました。この間、「振動医学」は、発祥の地・ドイツにおける研究・開発や医療現場での活用はもちろん、日本はじめ多くの国で、理解や共感を得て、さまざまな形での利用、実践が進んでいます。

これは人びとの健康やその維持・管理などに対する意識の高まりによる結果ともいえると思います。高齢社会を迎え、「健康寿命」がいっそう重要視されるようになっています。医療の現場では、「免疫力」や「自然治癒力」など、人が本来持っている「生命力」を活かす治療、療法に、より強く光が当てられるようにもなってきました。私たちの健康や寿命、病気、医療などのとらえ方、考え方が変化してきているのです。

このような背景もあり、人が本来持っている「生命エネルギー（＝気）」の生き生きとした流れをベースに健康の維持や回復、さらに「健康寿命」の延伸をめざすドイツ振動医学がいっそう注目されるようになっているのではないかと思います。今回、これらの変化や成果を踏まえ、増補改訂版を出すことができるのは、実にうれしいことです。

初版「まえがき」でも説明しましたが、本書タイトルの「気と波動」の「気」は、みなさんよくご存じの東洋医学でいう「全身を流れる生命エネルギー、生命力」のことです。「波動」は、その「気」の流れ、「波」、「振動」のことです。

私たちの体には、東洋では何千年も前から「気」（中国）とか「プラーナ」（インド）と呼んできた目には見えない「生命エネルギー」「生命力」が流れています。ドイツ振動医学では、これを「エネルギーボディ」「エネルジェティック・フィールド」（生命エネルギーの場）と呼んでいます。全身の器官や組織、細胞の一つひとつに生命力を与えているエネルギーの流れです。

いのちや健康の源であるこのエネルギーを、本書でも、東洋で親しまれてきた用語の「気」と呼んでいます。この「気」が体の隅々にまでスムーズに流れることが健康な状態、逆に流れないと「不調」とされています。

1970年代に生まれたドイツ振動医学においても、人が健康で生き生きとしているときには、この「気」が全身をスムーズに流れており、この流れが何らかの原因でブロックされて滞《とどこお》り（ブロッケード）が生じているのが、健康が損なわれている状態と考えています。そして生き生きとした「気」の流れを取り戻すために着目したのが、すべてのものに「波動（＝振動）」があるということです。これは先端物理学の「量子論」によるものです。そして「気の滞り」にも原因などによってそれぞれ固有の周波数の波動があり、その「滞り」は同じ周波数の波動による共鳴現象（ハーモナイズ）によって解消できる——という点を突き止めて開発されたのが、パウル・シュミットのバイオレゾナンス・メソッド（生態共鳴法）です。

「気」は、人の目には見えませんが、波動に着目してそれを測定することによって不調原因の「滞り」を発見し、同時に共鳴現象を活用することによって、それを解消する道も開かれたのです。ここが本書で紹介するドイツ振動医学の核心です。それによってスムーズな生き生きとした「気」の流れを取り戻すことができれば、健康は回復、維持、向上させることができるのです。

初版でも書きましたが、私は長年にわたり、国際薬事コンサルタントとして医薬品メーカーの国際的な提携や共同開発の橋渡し業務などに携わってきました。日本のメーカーとの付き合いもあり、年に何回か日本を訪問しています。最初の訪日は、上智大学に留学した1964年ですから、日本とは半世紀以上の関係になります。私にとって「第二の母国」と呼べるような日本での出版ですから、それは大きな喜びであり、執筆にも真摯に向き合い、全力を傾けたつもりです。

そして本書で私は、ドイツ振動医学による健康法と、その立場からの私たちの「衣食住」の検証や身のまわりの危険因子の点検と解消策、いのちと健康を守る「健やかな暮らし」の提案などを行っています。

私たちの健康はさまざまなものに脅かされています。新たな脅威にもさらされています。たとえば抗生物質の濫用がつくり出した多剤耐性菌《たざいたいせいきん》。さまざまな種類のものが生まれ、院内感染で高い死亡率を示すなど大きな問題になっています。鳥インフルエンザなどの変異ウイルス、あるいはエイズウイルスやエボラウイルスなどの大自然の奥深くに潜んでいた病原体が文明と接触してもたらされたものもあります。

病原体に対する戦いは西洋医学が大きな成果をあげ、「人類は感染症を克服した」などと言われた時期もありましたが、いま、私たちは新たに登場したり、変異を繰り返して威力を増したりしている病原体の脅威に直面しているのです。

がんも依然、克服されていません。医学の進歩によって早期発見・早期治療も可能になってはきましたが、一方では発がんの危険を持つさまざまな有害物質によって生活環境の汚染がいっそう進んでいるのが現状です。

花粉症やアトピーなどのアレルギー疾患はどうでしょうか。日本では3人に1人が何らかのアレルギー疾患を持つといわれています。ドイツはそれほどひどくありませんが、苦痛や不快を強いるこの病気がここ20年ぐらいの間に爆発的に増えています。

また、私たちの身のまわりには、さまざまな家電製品や情報機器、OA機器が並んでいます。そこに発生する電磁波が引き起こす健康被害も大きな問題になりつつあります。環境問題に敏感なドイツはじめEU諸国では、その電磁波を「エレクトロスモッグ」ととらえ、対策も進んでいます。それでも家庭やオフィスには、この「見えないスモッグ」があふれているのが現実です。

日本ではどうでしょう。残念ながら家電や情報機器の便利さばかりに注目が集まり、有害性に対する危機感が乏しいように思えてなりません。

私たちのまわりには、ほかにも健康リスクがたくさん存在しています。食品の添加物、農産物に含まれる化学物質、水銀やアルミニウムのような金属。さらに空気中や水中の「環境ホルモン」や「マイクロプラスチック」などは今後大きな問題になっていくものと考えられています。

私が仕事でかかわっている薬剤の害も、このような危険要素のなかに加えなければフェアではないでしょう。西洋医学の合成薬は、安全性に関して最高度の注意を払ってはいますが、人や使い方によっては、たちまち副作用により、危険なものに変わる「もろ刃の剣」であることも否定できません。前述の耐性菌の問題もあります。

本書では、このような私たちの日常生活の中に存在する多種多様な危険性に対しての、ドイツ振動医学の立場からの新たな対策も提案しています。

振動医学は、「気の滞り」を解消する健康法ですが、そこにとどまっているだけでは抜本的な健康回復策にならないことも少なくありません。「滞り」の原因を波動的に探し、それを取り除くことも不可欠だからです。振動医学は「原因志向型」です。衣食住の大切さを強調するのも、そこに私たちの健康を損なうさまざまな原因が潜んでいるからです。現代人には深刻な問題の慢性病、成人病なども、食生活が大きな原因になっていることはご存じのとおりです。それらも波動的に確認して、原因を取り除くことが大切です。

なお、本書で述べていることのなかには、現代科学や西洋医学ではまだ認められていないものも含まれています。「気」、生命エネルギーの存在もそうです。この点も、歴史や実績はあるものの西洋医学の概念や用語では説明できていない東洋医学などと共通するところです。

しかし、この「気」の流れに健康の源を求める振動医学が「反西洋医学的」であるわけではありません。健康に対するアプローチの仕方が西洋医学とは違うだけです。それだけに、異なるアプローチによって、まだ万全とはいえない今日の医学の足りない部分、弱いところを補うことができるのではないかとも考えています。

ですからドイツでも、医師や西洋医学を学んだ療法士が振動医学を活用、併用しているケースが少なくないのです。日本でも関心を抱いて研究し、実際に診療現場に取り入れている医院や治療院が増えています。

さらに現代科学、西洋医学の側からのバイオレゾナンスを使った治験や研究成果なども発表されています。

世界的に知られる研究機関による細胞生物学的なレベルでの活性の研究や、ドイツ医師による「心不全」に苦しむ30人以上のクライアント、患者さんに用いて成果を上げた実践、治験例などです。

また、2018年にはバイオレゾナンスがイタリア（ローマ）の大学の正規の講座に採用されるという素晴らしいニュースも、みなさんを喜ばせました。

この補改訂版では、このような最新の研究成果や評価なども紹介しています。

今日、健康を維持することはますます難しくなっています。みなさんがご自身やご家族の健康を守るうえで、この本が少しでもお役に立つことを願ってやみません。

ドイツ振動医学推進学会
ヴィンフリート・ジモン

2019年3月

ドイツ発「気と波動」健康法

◎目次◎

第1章 「気の流れ」を取り戻す「波動調整」 53

第2章 バイオレゾナンス（生体共鳴）のメカニズム 81

第3章　〝身の回り〟の危険因子を探る　117

第4章　「食の安全」を波動的に検証する　143

第5章

住環境にも潜む「不調」の原因

序章　ドイツ発の新しい健康実践法

ドイツの医療現場で今、起こっていること

私たちは、振動医学がその発祥の地ドイツにおいて、どのように実践されているか、日本のみなさんに、実際にその目で確かめていただくための「ドイツ振動医学研究ツアー」を、2002年から幾度か実施しています。日本のことわざにある「百聞は一見に如《し》かず」の実践です。

この研究・視察ツアーに参加された日本の医師や獣医師、セラピスト（治療家）などの方々が、日本に帰って、それぞれの活動の場において、振動医学を導入し、活用するようにもなっています。私は年に数回、日本に行き、そのようなユーザーの活動ぶりを見たり、お話を聞いたりするのを楽しみにしています。そのユーザーも、研究・視察ツアーに参加した専門家だけでなく、さらに一般の人にまで広がり始めていることを知り、とてもうれしく思っています。

この視察が始まってから十数年たちます。この間、ドイツでは、振動医学（その核であるバイオレゾナンス）の研究、開発と普及がさらに確実に進んでいます。実際に診察・治療に取り入れているクリニック、治療院は約6000カ所に上り、バイオレゾナンスの療

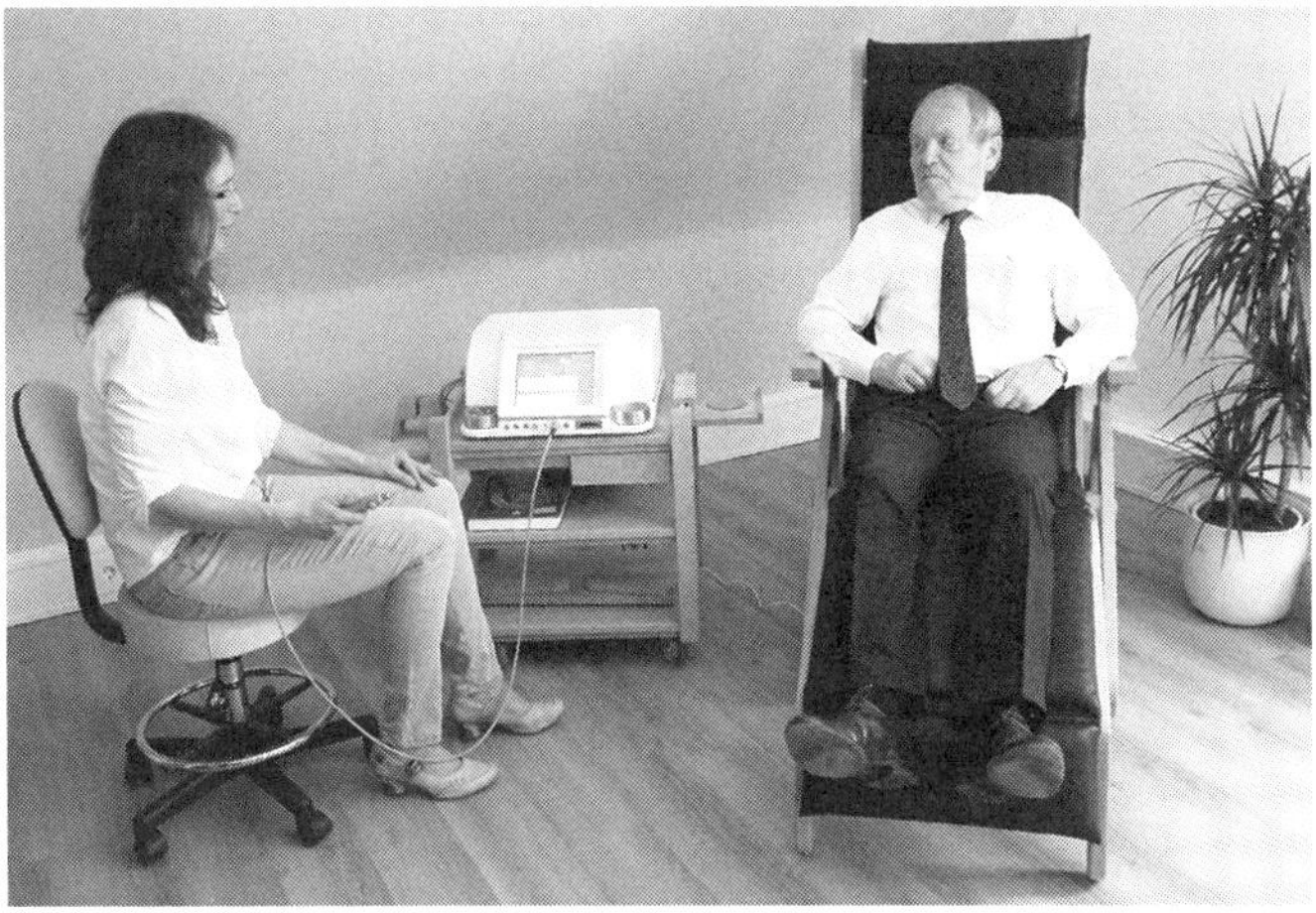

ヒュメラーさんの治療院。常に問診、雑談をしながらゆったりトリートメントを行うという。受診者用イスに座る筆者と（上）。ヒュメラーさん（右から6番目）の治療実績の話を聞く研究・視察ツアー一行（下）

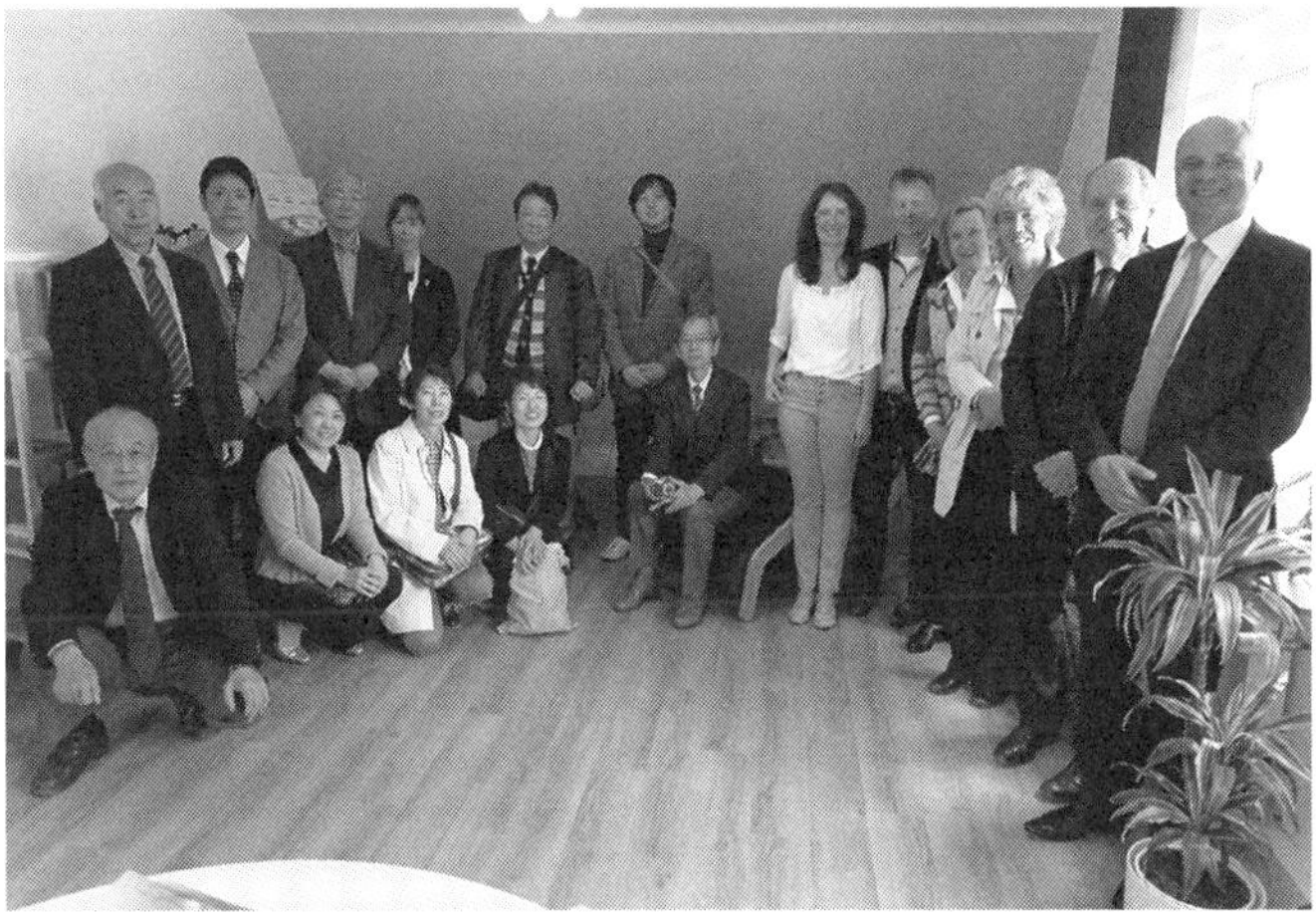

法士を養成するための振動医学の創始者の名を冠した専門教育機関「パウル・シュミット・アカデミー」も設立され、毎年、多数の専門セラピストを医療・治療現場に送り出すようにもなっています。

前ページは、2016年4月に研究・視察ツアーで訪問したドイツ中西部のザウアーラントのゾンヤ・ヒュメラーさんの治療院でのワンショットです。上の写真の左側の女性がヒュメラーさん、右側の大きなイスに座っているのが、筆者の私です。この治療院の患者さんは、波動を測り、かつ送るディテクタ（検波器）が組み込まれた本革張りのこの大きなイスに座って、バイオレゾナンスのトリートメントを受けるようになっています。私も、ヒュメラーさんの話を伺いながら、イスにゆったり座って長旅の疲れを取るトリートメントを気持ちよく受けることができました（中央に見えるのがバイオレゾナンス実践機本体です）。

地元出身のヒュメラーさんは、前述の療法士養成学校の「パウル・シュミット・アカデミー」の卒業生です。アカデミーで約3年学び、HP（ハイルプラクティカー）の国家資格を取り、この治療院を開設しました。HP資格は、ドイツ独特のもので、普通、「自然療法士」と訳されています。医師以外で唯一、病気の診断、治療を行うことを法律で認められた自然療法や伝統療法などの「代替医療」を専門とする人の資格です。

ヒュメラーさんはバイオレゾナンス専門のＨＰとして、日々、患者さんに向かい合い、ていねいな診察、治療を行っているようです。患者さん一人ひとりに十分な時間を取って診療にあたることができるのは、ヒュメラーさんに限らず、ＨＰの治療院の利点とドイツではよくいわれています。ヒュメラーさんの治療院には、慢性病や成人病で苦しんでいる患者さんが多く通っているようです。

西洋医学と併用、足りないところを補う

振動医学、バイオレゾナンスは、ヒュメラーさんのような自然療法士（ＨＰ）の治療院だけでなく、医師が直接、診察、治療に活用していたり、あるいは分担制で、自然療法の部分をＨＰが担っていたりするクリニックも増えています。

ドイツの実例をさらに紹介しましょう。やはり私が案内役をつとめた２０１０年と２０１３年の「ドイツ振動医学研究ツアー」の例です。そのツアーにも、日本から熱心な医師や獣医師、療法家の方がたが参加しました。

27ページ上の写真は、ドイツ中西部の大都市ケルンに近いベルクノイシュタットという町にあるクリニックでのワンショットです。ベッドの脇でバイオレゾナンスによる診察にあたっているのがクリニックの院長で内科医のヨハネス・ゲープラー医師です。

ゲープラー医師は、1980年代に開業したこのクリニックで振動医学を併用する診療を行っています。開業当初は西洋医学だけでしたが、90年代後半に転機が訪れたそうです。

「これまでの標準的な臨床医学の治療では改善できなかった私の患者さんが、近くにあった自然療法の治療院に通って、よくなっていることを知って大きなショックを受けたのです。それをきっかけに振動医学や自然療法を学び、実際の治療にも導入するようになったのです」

と、ゲープラー医師。以来、バイオレゾナンスを中心とする自然療法も併用する診療を行っているといいます。

白衣のドクターの前のベッドでは、仕事のストレスによる体調不良を訴えて通院していた50代の男性患者が横になり、不調の原因と考えられる「気」（＝生命エネルギー）の滞りを解消して、その流れをスムーズにする波動調整を受けていました。波動が共鳴するのは、滞りと同じ周波数の波動を送るからです。波動には、滞りの原因などによって、それぞれ異なる固有の周波数があるのです。

バイオレゾナンス実践機である「波動調整器」は、まず、さまざまな周波数の波動を送り出すことによって気の滞りの周波数を突き止め、次にその周波数の波動を送り続けて、波動共鳴させて滞りが解消するように働きかけるのです。これがバイオレゾナンス（生体共鳴）です。

同じ周波数による共鳴は、みなさんも子供時代に、学校で「音叉《おんさ》の共鳴」や「同じ長さの振り子の共振」などの実験をしたことがあると思います。原理は同じ、それを活用しているのです。

ゲープラー医師は、振動医学の導入について次のように語っていました。

「たとえば、大腸炎や関節症は、西洋医学ではなかなか治せません。そういう慢性病の患者さんに対して、振動医学のバイオレゾナンス・メソッド（生体共鳴法）がうまくいくことに気づきました。もちろん振動医学の導入には難しい問題も伴いました。その成果を患者さんにしっかり説明し、証明するために、二重盲検法（医薬の効果を客観的に評価、検定する方法）なども実施しながら、一人ひとりに納得してもらわなければなりませんでしたから」

通っている患者さんは1日70人ぐらい。バイオレゾナンスを受けるのは、そのうちの20人ぐらいということでした。研究・視察ツアーの参加者から、「振動医学の患者さんでは、どのような方が来られていますか。具体的な症例も紹介してほしいのですが…」との質問が出され、ゲープラー医師から、次のような説明がありました。

「口コミで来られるので、いろいろな患者さんがいます。たとえば病院で人工透析をすすめられた患者さん。まず、透析と合わせてバイオレゾナンスを行いました。その経過は順調で、3年後の今は透析をせずにすむようになっています。あるいはヒトパピローマウイルスによる子宮頸がんの患者さん。この方はがんの除去手術を3回受けましたが、まだウイルスが残っていました。パピローマウイルスの周波数はわかっているので、その周波数で波動調整を行うと3年ほどかかりましたが、ウイルスの波動を完全に消去できました。むろん今もお元気です」

このウイルスの話には少し解説が必要です。ドクターは、ウイルスの波動調整について語っていますが、注意しておきたいのは、問題にしているのはウイルスそのものではなく、「ウイルスによって生じている気の滞り」だという点です。ですから、あくまでも「気をスムーズに流れなくさせている滞りの波動」について語られているのです。

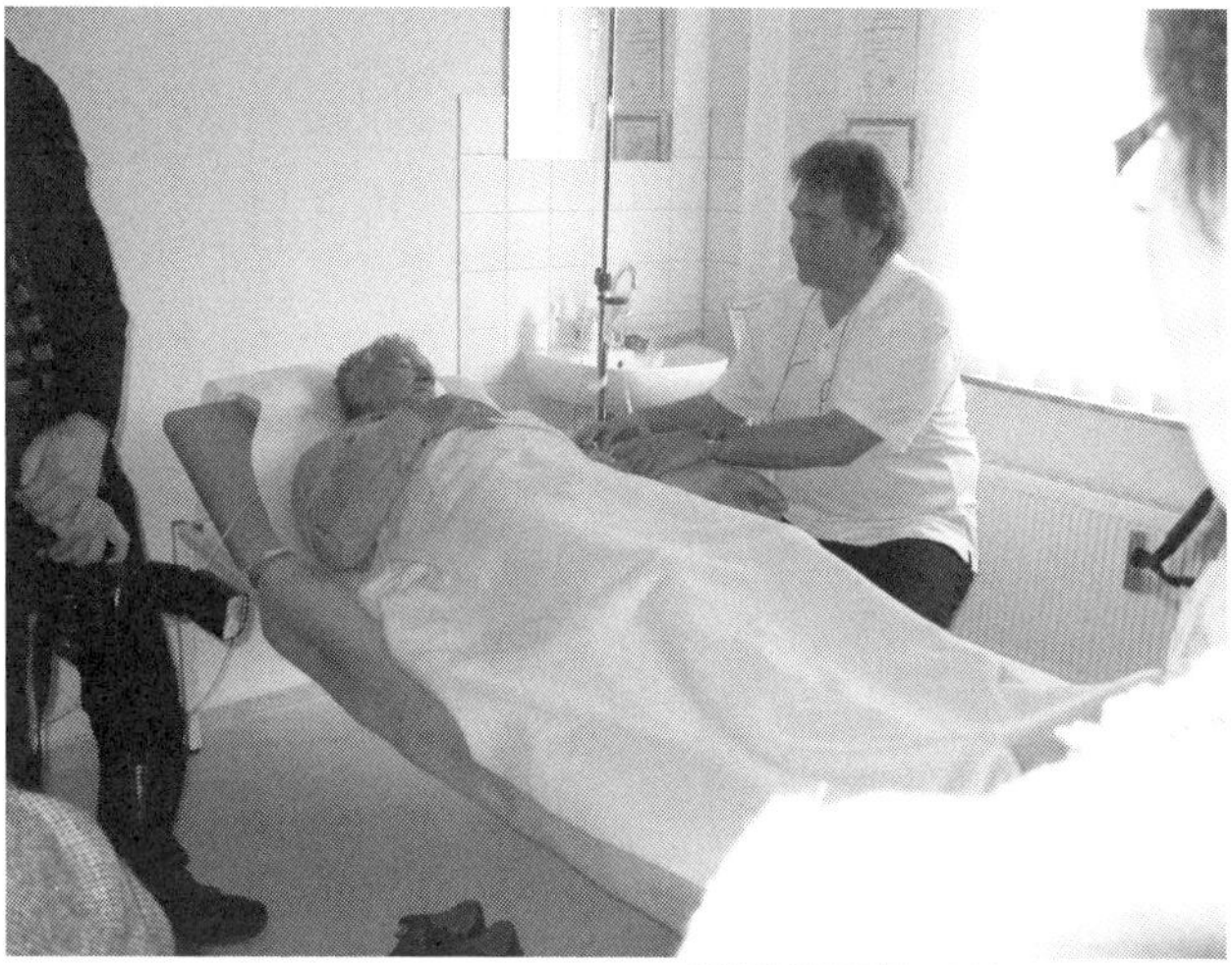

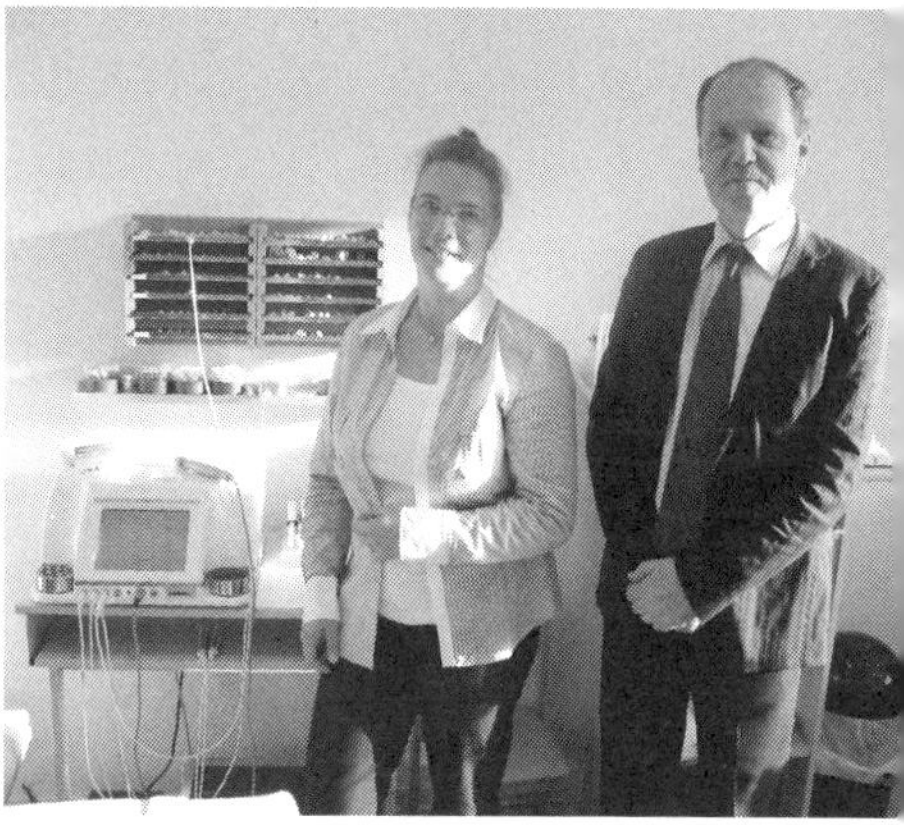

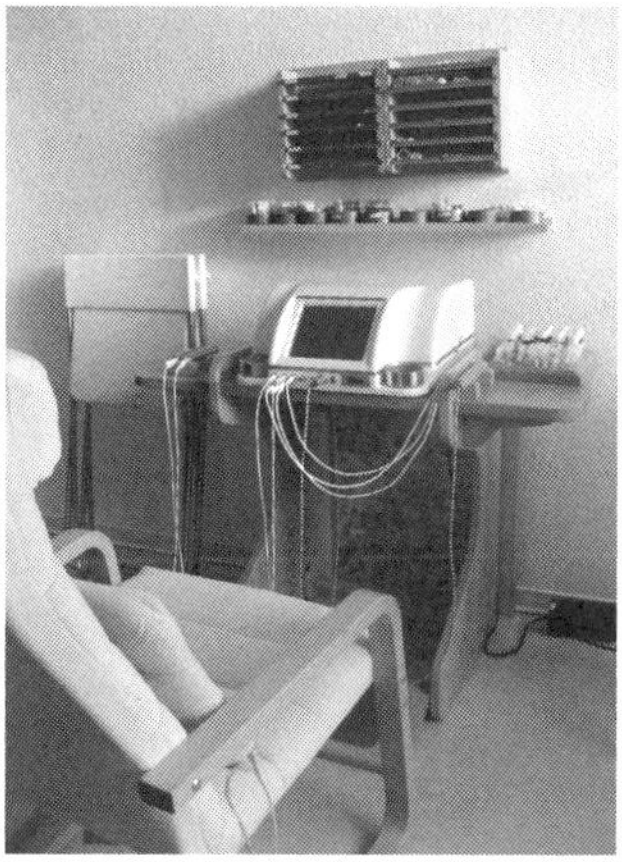

仕事によるストレスで体調不良を訴えるビジネスマンに、ハーモナイズを施すDr.ヨハネス・ゲープラー（上）「Dr.ゴットハルトのクリニック」でラヴリッチュさんと筆者（中）ハーモナイズ用スペースの棚のケースには、アレルゲンのサンプルがぎっしり（下）

私もよく「バイオレゾナンス・メソッドでウイルスや細菌を消滅できるのですか」という質問を受けることがあります。しかし、除去したり、殺したりするアプローチは西洋医学の分野です。振動医学のアプローチは、あくまでもエネルジェティックなもので、問題にするのは波動なのです。

たとえば、西洋医学的にウイルスが除去されても、それによる気の滞りの波動が残っていることがあります。気の流れはその滞りの波動によって損なわれたままです。それを消去してはじめて気の本来の生き生きとした流れを回復できるのです。これが振動医学の基本的な考え方です。

ドクターはまた、がんの症例、治療についても触れました。

「がんの患者さんには、西洋医学の手術や抗がん剤による治療をすすめています。その手術や抗がん剤の効果を最大限に引き出すために、また、痛みを軽減したり、副作用を和らげたりするために、バイオレゾナンスを使っています」

このゲープラー医師の言葉や治療法からもおわかりいただけるように、振動医学は、西洋医学を軽視したり、否定したりするものではありません。不十分なところ、足りないところを補うために併用されているのです。

西洋医学によるがん治療も、このツアー当時よりさらに進んでいるはずです。手術（外科治療）、薬物療法（抗がん剤治療）、放射線治療が、がんの三大治療とされている方法ですが、それぞれ日進月歩というだけでなく、近年では「第4のがん治療」と呼ばれる「免疫治療」なども加わり、その組み合わせの研究や選択肢も広がっています。ただ、がん治療に限らず、日進月歩の西洋医学も、残念ながら万全のものになっているわけではありません。私が扱う医薬品にしても副作用や薬害などの弊害、課題が常につきまとっています。これが現実です。

とくに西洋医学でこれまで着目されずに抜け落ちてしまっていたと強調したいのが、「生命エネルギー」や「生命力」的な領域です。西洋医学は、臓器などの「部分」の研究や対症療法は急速に進んでいますが、相互の関連や身体全体、「生命力」などの研究は軽視されてきたのではないでしょうか。とくに目に見えない「気」の領域は、研究対象からさえ抜け落ちてきたと強調しておきたいと思います。

それだけに振動医学は、「気」や生命力の領域の研究の後れや抜け落ちている部分などを補い、西洋医学による治療をヘルプし、人の生命力をより総合的に発揮できるようにする役割を担った健康法と位置づけることによって、より意義のあるものになるのではないかと思っています。

ですから、ゲープラー医師のクリニックのように、西洋医学と振動医学のアプローチを併用しながら、患者さんの健康回復を後押ししていく医療機関が、振動医学の実践の場として理想的な形の一つといえると強く感じました。

医療現場の実践とデータ蓄積で可能性がさらに高まる

振動医学とその具体的な実践方法であるバイオレゾナンスの実際を、読者のみなさんにイメージしてもらえるように、ドイツの実例をさらに紹介していきましょう。

前の27ページの下の写真は、やはり研究・視察ツアーで「Dr.ゴットハルトのクリニック」を訪問したときのものです。このクリニックは、院長だった内科医のゴットハルトさんが亡くなった後、やはり内科医の奥さんがあとを継いで診療を続け、やがて振動医学も取り入れ、その後、お嬢さんの自然療法士（HP）イザベル・ラヴリッチュさんが、治療院として振動医学を中心とした自然療法による診療を行うようになりました。

治療院のクライアント、患者さんには、花粉症やアトピー、食物アレルギーなどのアレルギー疾患で悩んでいる方が多いそうです。ラヴリッチュさんが、振動医学導入の経緯も含めて説明をしてくれました。

「内科医の私の母が振動医学を取り入れたのは、ずいぶん古いことになります。このクリニックには元々、アレルギーなどの慢性疾患の患者さんが多かったのですが、西洋医学だけではなかなかいい結果が出ません。薬を投与しても時間とともにだんだん効果がなくなる。そういう限界点にくると、また別の薬を処方する。いろいろな薬を使いながら、しかし根治には至りません。そのうち母は気づきました。本当の原因を見つけずに、症状だけを見て薬を投与していたということを。それでバイオレゾナンス・メソッドを〝原因を探る道具〟として使い始めたようです」

ラヴリッチュさんは、その母の影響を受けてHPの資格を取り、振動医学中心の自然療法を行っているといいます。診察室の壁の棚には、小さな試験管に入ったアレルゲン（アレルギーの原因物質）のテストサンプルがたくさん並んでいました。花粉症やアトピー、食物アレルギーなどのアレルギー疾患で悩んでいる患者さんを治療するためのものです。サンプルは1000種類を超え、ドイツでは今は使われていない歯科材料やワクチン、抗生剤まで揃っているというお話でした。

治療院では、バイオレゾナンス実践機によって、これらサンプルのアレルゲンなどの周波数の波動を患者さんに送り出し、どの周波数で共鳴が起きるかを探り、それによって不調の原因を特定し、次に同じ周波数の波動を送り続けることによって波動調整（ハーモナイズ）を行います。サンプルとして多数の歯科材料があるのは、それぞれの人の体に合わない材料や、そもそも生体にとって波動的にマイナスになる金属材料などが患者さんに使われている可能性があるからです。現在は使用されていない材料でも、体に残っているケースもあるので、その発見にサンプルは重要な役割を果たします。そして、それらの検査結果がデータとして蓄積されているので、患者さんが原因不明の不調を訴えたときなどに波動的なチェックを行うと、今は使われていない合金が原因だったなどという発見をすることもあるそうです。

このように多数のサンプルを使った検査や治験例は、ラヴリッチュさんのクライアントだけでなく、他の患者さんにも恩恵をもたらし、さらにバイオレゾナンスの発展にも大いに貢献することになっています。多数のサンプルによる検査や加療結果のデータが、ドイツ振動医学推進協会やバイオレゾナンス実践機の開発メーカーに提供され、それが波動調整のプログラムなどに追加、補充され、すべてのバイオレゾナンスの実践者に活用されるようになっているからです。

振動医学も、このような検査・治療の積み重ね、実践者のデータ提供などの協力によって、日進月歩の発展、進化をつづけているといえます。

ラヴリッチュさんの治療院では、患者さんはイスに座り、両手に金属ディテクタ（検波器）を握って波動を受けて、その滞りを探り、不調の原因を発見します。合わせて、同じ周波数の波動を送るハーモナイズによって、その気の滞りが徐々に解消されると症状も緩和し、健康を取り戻すのです。

これがまさにバイオレゾナンスです（イザベル・ラヴリッチさんは、治療院において多くのアレルゲンのテストサンプルを用いて多数のクライアント、患者さんにトリートメントを施して喜ばれただけでなく、その検査・加療結果のデータの集積、提供によって、ドイツ振動医学に多大な貢献をしたのち、ハッピーリタイアメントしています）。

生活の場で日々活用してこその健康法

振動医学、バイオレゾナンスは、西洋医学とは違い、病気の原因物質や患部に攻撃を加えて治す療法ではありません。気の滞り、つまり波動的な原因を探り、それを取り除いて、気（＝生命エネルギー）の流れをよくすることで、健康を回復、維持する。これがバイオレゾナンスです。

このラヴリッチュさんや先のゲープラー医師などの例で、ドイツ振動医学のほんの「さわり」の紹介をしました。もちろん、これだけでは振動医学の実践の全体像は把握していただけないでしょうが、振動医学とはどのようなものなのか、そのイメージは持っていただけたのではないでしょうか。

現在ドイツでは、ざっと見て、7万人がこの振動医学を実践、活用しています。そのうちゲープラー医師やＨＰのヒュメラーさん、ラヴリッチュさんなどのように、医療・治療機関で取り入れ、実践している人は約６０００人。ユーザーの大半の残りの方がたは一般家庭において、家庭用のバイオレゾナンス実践機を用いて、健康の維持・増進のために活用しています。

振動医学、バイオレゾナンスは、医療機関における実践もさることながら、その可能性を最大に発揮するのは、じつはこのように生活の場において日々活用される健康法としてなのです。この点は第3章以下で詳しく見ていきますが、家庭における活用を容易にしたのも、研究・視察ツアーで見た医療機関などにおける実践・治験データの蓄積があるからです。

さらにバイオレゾナンス実践機にコンピュータを組み込むことにより、家庭用の小型の実践機でも、さまざまな実践データをベースに開発されたプログラムを利用して、誰でも簡単に波動のチェックや調整ができるようになっているからでもあります。

また、もう一つ強調しておきたいのは、バイオレゾナンスの実践は、東洋医学における鍼灸《しんきゅう》や経絡《けいらく》、経穴《けいけつ》（ツボ）などを学んだり、「気」を高める気功などの訓練を行ったりしなくても、バイオレゾナンス実践機により、誰でも生命エネルギー（＝気）がイキイキと流れるようにしたり、高めたりすることができるという点です。

だからこそ、振動医学は、医療現場以上に、生活の場で日々活用される健康法として、最大の可能性を発揮できると言えるのです。

ドイツを代表する研究機関が細胞レベルの代謝活性を確認

現代科学がめざましい発達をとげているといっても、ご存じのように、生命や宇宙の起源やそのメカニズム（機序）など、いまだに謎のまま解明されていないものも少なくありません。

ドイツ振動医学のバイオレゾナンスも、東洋医学における「気」などと同じように、まだ、現代の科学によってそのメカニズムが解明される段階には至っていません。そのため、バイオレゾナンス・メソッド（生体共鳴法）も、前述のように医療・治療現場において、その働き、効果などが確認されていても、西洋医学にそれが認知されているわけではありません。

冒頭で「百聞は一見に如かず」の実践について述べました。人は目に見えるものに対しては確かにこのような受け止め方をしますが、バイオレゾナンスも「気」も目には見えません。現代科学でも、「気」に限らず、ミクロやナノ、ピコなどのマイナス10何乗といった「超微細な世界」の生命現象などは、多くは解明されていません。

それでもドイツに限らず日本でも、このバイオレゾナンスが医療・治療の現場で活用されています。そしてその実践データが収集、蓄積され、有効、貴重なデータが波動調整のプログラミングにも活かされ、より多くの人の健康維持に役立てられているのです。長い歴史のなかで「経験知」を積み重ねて確立されてきた「東洋医学」などと同じような道を、振動医学はコンピュータの力なども借りて、いま駆け足でたどっているところ、といえるかもしれません。

その仕組みなどは第1章で述べますが、ドイツ振動医学・バイオレゾナンスの創始者パウル・シュミットは、40年以上前の1970年代前年、人と動物の器官、組織は、生命エネルギーである「気」の流れによって生き生きと活動しているが、そこに滞りがあると不調をきたす。しかも、その諸器官・組織の気の滞りは、それぞれに固有の周波数で共鳴する、という仮説を立てました。

それが振動医学の出発点になりました。そこから気の滞りに共鳴し、それを解消して健康を取り戻す波動調整を実践するためのさまざまな機器が研究・開発され、さらにその効果の確認や改良などが加えられてきました。もちろん、パウル・シュミットの仮説の正しさが繰り返し確認されてきているので、医療・治療現場でも評価、支持され、利用、普及が進んでいるのです。

振動医学では、このように実践を通して、その作用を確認・検証し、経験知を積み重ねながら活用範囲を広げていくという手法がとられています。

やはり何千年という歴史を誇る東洋医学も、膨大な経験知の結晶ともいえるその治療法の効用を実証できても、その作用メカニズムを現代科学の概念で説明することは、アプローチの方法が違うこともあり、非常に難しいのです。

振動医学も同じようなところがありますが、ただ、困難を困難として放置しているわけではありません。バイオレゾナンスの効果を科学的に確認、証明するような研究も進めています。その成果も確実に上がり始めています。

その一例が、ドイツが誇る欧州最大の応用研究機関、フラウンホーファー研究機構（FEP）におけるE・W・J・ミクス教授による細胞生物学的研究です。

フラウンホーファー研究機構は、２万５０００人のスタッフが「社会に役立つ実用化のための研究」をテーマにあらゆる科学技術分野における応用研究を70以上の研究所で行っている世界的に注目を集めている官民出資の巨大研究機関です。日本からも産業界はもちろん政官界の有力者もよく視察に訪れています。

その拠点の一つ、ドレスデン（ザクセン州）の研究所で、ミクス教授が「波動調整器」を使った実験を行い、細胞レベルにおけるバイオレゾナンスによる活性、トリートメント効果を確認したのです。

実験はDr.クリスティアーネ・ヴェッツェルの協力のもとで行われ、細胞結合に故意に傷

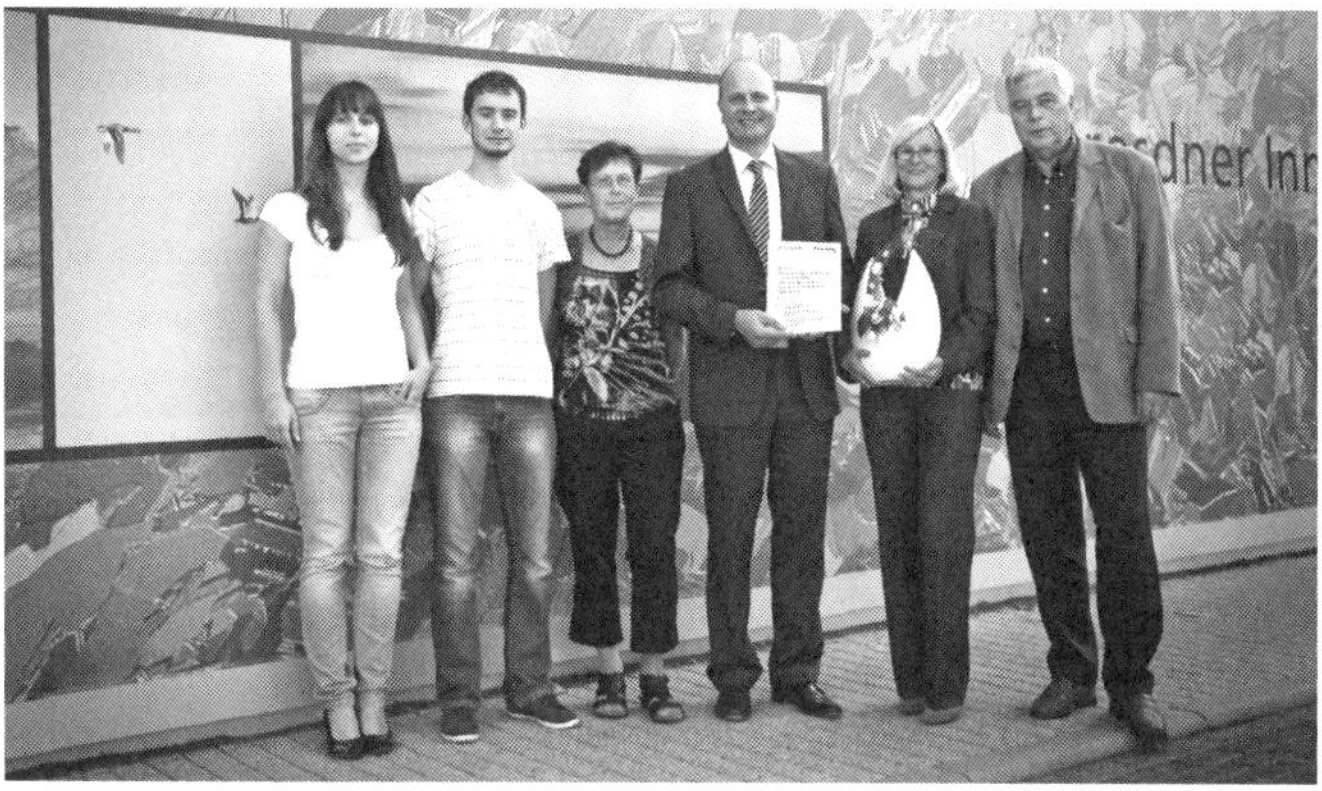

フラウンホーファー研究機構のDr.ミクス教授（右端）から実験報告書を渡された実践機開発会社のハイメス社長。両者の間がDr.ヴェッツェル。それに実験に携わったヨハナ・メルケ、フランツ・マーカート＝学部学生、Dr.エーファ-マリア・クニープ（左から）。当時、渡英中だった一人（ズザンネ・クレムケさん）が不参加

つけた細胞と、そうでない細胞に対して、バイオレゾナンスを実践する「波動調整器」により、さまざまな周波数スペクトルでトリートメントをするケースとしないケースで、それぞれの活性の変化を比較するというものでした。

その結果は、同研究機構の科学者たちをも驚かせたといいます。損傷を受けていない細胞結合にも、前もって損傷を受けた細胞結合にも、再活性化の効果を与えていることが示されたからです。

このような細胞生物学的な実験では、細胞レベルの効果を調べられるだけでなく、人であれば「思い込みによる効果」つまり「プラシーボ効果」を想定しなければならないけれ

ど、試験管に入れられた細胞では、それは初めから排除できます。その意味でもこの実験の意義は大きなものでした。

この実験結果はDr.ミクス教授の手でまとめられ、２０１１年8月24日、最終報告がなされました。その要点を紹介します。

実験では、組織結合に重要な役割を果たす線維芽《せんいが》細胞と皮膚を構成する主な細胞の一つ、ケラチノサイト（角化細胞）を用い、試験管の外から波動を送り、およぼされる周波数スペクトルの効果を調べました。

その結果、ある一つの周波数スペクトルでは、線維芽細胞によい効果があることが確認されたものの、ケラチノサイトにはその効果は見られませんでした。また、別の周波数スペクトルを使うと、ケラチノサイトには刺激が与えられたものの、線維芽細胞には与えられなかったという結果が出ました。

この結果は、振動医学創始者パウル・シュミットの理論「組織・器官には固有の周波数がある」「それぞれが、その固有の周波数で共鳴する」を裏付けするものでした。やはり波動の周波数がポイントであることが確認されたのです。

バイオレゾナンスでは、異なる周波数スペクトルをとらえ、同時にそれを送り出すことができるかがカギを握っているのです。ですから、実践機では、さまざまな周波数スペクトルをとらえ、その異なる周波数の波動を自在に送り出すことができるようになっているのです。

細胞生物学研究所でも確認したトリートメント効果

このDr.ミクス教授の研究では、バイオレゾナンスを実践する「波動調整器」による特定の周波数スペクトルによる波動共鳴（ハーモナイズ）が、損傷された細胞でもされていない細胞でも、線維芽細胞の代謝活性を高めるということが確認されました。

さらに特筆しておきたいのは、皮膚を構成する細胞、ケラチノサイト（角化細胞）の修復に関する結果です。波動共鳴によって損傷された細胞が細胞分裂期において顕著に高い活性を示したのです。使用した実践機の機種により22％からさらに40％までの活性の上昇を示しました。この数値も同研究機構の科学者たちを驚かせたといいます。

Dr.ミクス教授の実験、研究では、トリートメントによる培養細胞の細胞形態学的変化なども調べられました。その結果として、バイオレゾナンスの影響による変性などといった形態学的変化は何も起こらなかったとも報告されています。

これも大変うれしい報告でした。それは「バイオレゾナンスは副作用のないトリートメント」という振動医学の主張が正しいことを証明してくれたからです。

39ページの写真は、フラウンホーファー研究機構から、バイオレゾナンス実践機器の開発会社の代表者（ディートマー・ハイメス氏）に最終報告書が渡されたときのものです。実験、研究に携わった人たちが参加しました。

この実験、研究は、バイオレゾナンスの研究開発とその普及のための重要な里程標の一つになったと思います。

このような西洋医学や現代科学者の目による基礎研究は、その後も進められ、2014年3月には、ドイツ・ショーンガウ（バイエルン州）にあるダルチュ細胞生物学研究所のDr.ピーター・C・ダルチュ教授によって、やはり細胞レベルにおける活性化の効果が確認されています。

ダルチュ博士の実験は、マウスの線維芽細胞を使い、傷をつけた結合組織を培養プレートに入れ、バイオレゾナンス実践機による特定の周波数の波動をあててトリートメントした組織とあてない組織とで、細胞増殖、つまり、傷の治癒状態を比較するものでした。細胞組織の培養プレートは特殊な恒温のインキュベーターに入れられました。

3日後、傷をつけられた細胞の層は、いずれも細胞分裂と細胞移動の刺激が起こって傷が小さくなりました。マイクロ写真で見ると、トリートメントした組織では、トリートメントされていない対照細胞より明らかにそれが小さくなっていました。傷の幅を測定すると、細胞増殖によって20％近く傷の幅が縮小していたのです。

ダルチュ博士は、バイオレゾナンスの実践機によるトリートメントが「傷の治癒に刺激を与える効果のあることが確認された」とし、さらに、その大きさが20％であるということは「非常に注目される」と強調しました。

ローマの大学がバイオレゾナンスの講座を開設

バイオレゾナンスの普及、実践と合わせて行われてきた地道な研究や検証活動などが評価され、2018年、ローマのサンパオロ大学にパウル・シュミット式バイオレゾナンスの講座の開設が決定し、開発会社のレヨネックス社のディートマー・ハイメス社長は、同年8月、同大学のバイオレゾナンス学科長と教授に任命されました。

講座は同大学の学士課程および修士課程に設けられ、そこでバイオレゾナンスを学び、研究できるようになり、学生は基礎授業で実践機器の使い方も学びます。試験の後、自分で慢性疾患のトリートメントの療法所を開業する道も設けられました。

この新講座開設を報じたドイツの地方紙（ヴェストファーレン・ポスト）の取材に対して、ハイメス社長は、「今では43カ国の人びとに実践機が用いられているバイオレゾナンスで、メキシコや日本の大学で講演を行ったことはありますが、バイオレゾナンスの独自の講座はこれが初めて」で、これは「人を助けるという私たちの哲学の実践、発展のための重要な一歩になる」という思いも語っています。

同紙はまた、サンパオロ大学のコンティリ学長の「このプロジェクトは未来への投資です」との講座開設の意義を語ったコメントの紹介につづいて、「すべてのレベルで変化する世界では、新しい道を行く必要があり、それは医学でも同じことである。レヨネックスはその道を、既に20年前から進んでいるのである」と講座開設を歓迎し、同社のパイオニアとしての活動を高く評価して記事を結んでいます。

なお同大学ホームページはhttps://www.unisanpaolo.org/。

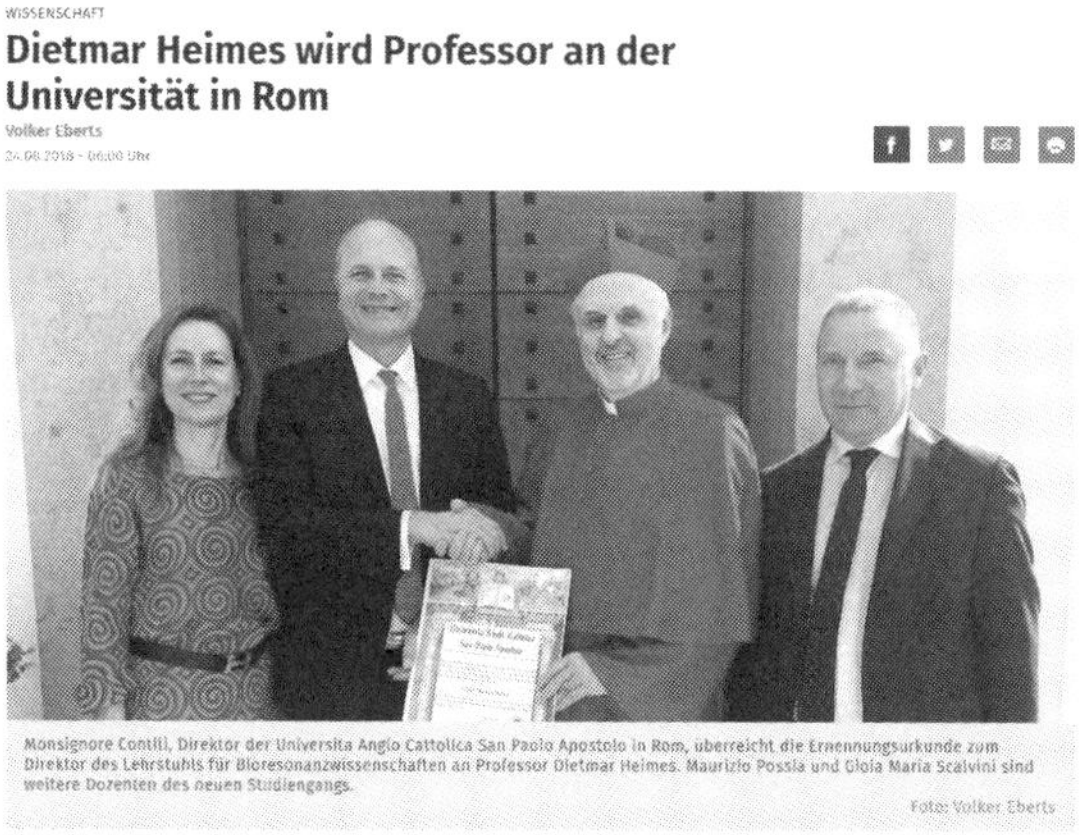
WISSENSCHAFT

Dietmar Heimes wird Professor an der Universität in Rom

Volker Eberts

24.08.2018 - 06:00 Uhr

Monsignore Contili, Direktor der Universita Anglo Cattolica San Paolo Apostolo in Rom, überreicht die Ernennungsurkunde zum Direktor des Lehrstuhls für Bioresonanzwissenschaften an Professor Dietmar Heimes. Maurizio Possia und Gioia Maria Scalvini sind weitere Dozenten des neuen Studiengangs.

Foto: Volker Eberts

ローマ・サンパオロ大学のコンティリ学長（中央右）からProf.ハイメスに任命証書。両端は新学科講師のスカルヴィーニ氏（左）とポシア氏（右）（『ヴェストファーレン・ポスト』2018・8・24付）

自分の身は自分で守るという健康意識が重要

私は、薬事コンサルティングの仕事でいろいろな国に行きます。そのなかで日本は健康に対する意識が最も高い国の一つだと思います。長寿国であるということも、人びとの健康意識の高さを証明するものでしょう。

ただ、多くの日本人とおつき合いしていて気づくことがあります。その健康志向が、ともすると「医者頼み」「医療制度頼み」になっているのではないかという点です。ドイツなどヨーロッパの人たちと比べると、「病気になったら病院に行けばいい」「病気は医者が治してくれるもの」という発想が強いように思えてなりません。

日本の医療水準がきわめて高いこと、そして国民皆保険という世界にも類のないような素晴らしい制度が整っていることなどが、このような発想にさせているのかもしれません。

日本は確かに高度な医療サービスを気軽に受けられる恵まれた国です。言い換えれば、日本人の健康は医療行政によって手厚く保護されているのです。それは素晴らしいことですが、そのために「自分の身は自分で守る」という発想が希薄になってはいないでしょうか。さらに身に迫る老化や成人病や危険因子に対する備えを希薄にしていることにつながるのではないでしょうか。このような心配もあります。

健康におよぼす危険因子は無数にあります。現代科学、便利な生活が、それをますます増加させています。たとえば携帯電話、スマートフォンのマイクロ波。その健康におよぼす害はヨーロッパでは大きな問題になりました。日本でも「電磁波過敏症」などが知られるようになったようですが、電波塔やアンテナの設置、建設に対する反対運動に結び付くようなことはないようです。これも私には驚きです。

もちろんどのように排斥しようとしても、私たちの社会生活は、いまや携帯電話、スマートフォンなしには成り立たないでしょう。さらに周りにはテクノロジーの発達によって世の中が便利になればなるほど健康を損なう可能性のある危険が増える一方です。それを排除しようとするだけでは、解決できないところに、現代における健康問題の複雑さがあります。

このような時代だからこそ、日々の生活のなかで「自分の身は自分で守る」という姿勢がいっそう大切になっているのです。

「病気ではないから健康」は間違い

私たちは自分の健康を考えるとき、ともすれば「病気ではないから健康だ」と思いがちです。それは誤解です。病気と健康はそれほどはっきり区別できるものではありません。病院の検査では「異常」という結果は出ていなくても、実際は健康が損なわれているようなケースが珍しくありません。

たとえば、糖尿病という病気は、血糖値を下げる働きをするインスリンというホルモンが分泌不全になり、血液中の糖分が異常に多くなる病気です。血糖値を高くする要因には暴飲暴食やカロリー過多の食生活、肥満、運動不足、ストレスなどがあります。そういう危険因子があると血糖値が高くなりやすいので、それを下げようとして膵臓がインスリンを一生懸命分泌しますが、やがて疲労困憊《こんぱい》してインスリンを分泌できなくなってしまうのです。

病院の検査で調べる血糖値は正常の範囲でも、生活のなかにそれらの危険因子がたくさんあれば、その人は決して健康な状態とはいえません。

ＷＨＯ（世界保健機構）の健康の定義にあるように、健康とは「単に病気でないとか、虚弱でないということではない」のです（ＷＨＯは１９４８年の保健憲章の前文に、健康とは、完全な肉体的、精神的及び社会的によい安寧な状態であることを意味し、単に病気または虚弱でないということではないと強調しています）。

ドイツ振動医学推進協会のエルマー・ウルリッヒ医師は、人が病気になるプロセスを、樽と樽の中の水にたとえています。

樽に水を入れると、だんだん水が増え、やがて樽からあふれ出します。その水を病気の危険因子と考えてください。危険因子が多くなり、水かさが増えると、それが体の中に蓄積し、そのうち外にあふれ出してきます。外側にあふれ出たそれが病気であり症状である、とウルリッヒ医師は言います。

つまり、人の体の状態は、0（健康）か1（病気）かというデジタル的なものではなく、徐々に危険因子が増え、あるときそれがどっとあふれ出して発病するというアナログ的なものだというのです。

ですから、発病する前、水がまだあふれていないときから、樽（体）の中の水（危険因子）の状態をよく見ておかなければならないのです。

絶えず健康を脅かす波動的な危険因子

振動医学では、この危険因子のなかで、とりわけ波動的に大きな影響をおよぼしているものには次のようなものがあると考えています。

- 地下水脈、断層などによるジオパシックストレス
- 電磁波によるエレクトロスモッグ
- 不安や恐怖感、怒り、悲しみなどの精神的ストレス
- 紫外線や放射線

- 薬剤や有害化学物質
- 食品や水道水の添加物、混入物
- ニコチン、タール、アルコール、カフェインなど
- アスベストなどの粉塵
- 水銀、鉛、アルミニウムなどの金属
- ウイルスやバクテリアなどの病原性微生物、寄生虫
- 酸とアルカリのアンバランス

これらはみな私たちの日常生活のなかに潜んでいるものです。日々の活動や衣食住を通して絶えず私たちの健康を脅かしているといえます。しかも、老化や成人病による体力、生命力の弱まりは、これらの脅威に対する抵抗力をさらに弱めてしまっているはずです。

このようななかで、どのようにしたらこれらの脅威から自分の健康を守ることができるのか――振動医学が提案するのはその方法でもあるのです。

たとえば私の場合、仕事で旅行をするときも、小型のバイオレゾナンス実践機を携帯し、少し体調が悪かったりすると、それを使って原因を探ってみて波動調整を行います。調べ

てみると、体の変調は、泊まっていたホテルの地下水脈の影響とわかるようなこともあります。このような場合、さっそく波動的な対策をとります。

もちろん家でも実践機を活用し、食べ物や薬品の安全性を確認したり、電磁波の悪影響を取り除いて、電磁波フリーの、体に優しい居住空間をつくったりしています。

本書ではバイオレゾナンス・メソッドのこのような使い方も紹介しています。ただ、その前にまず、振動医学とは、また、その方法であるバイオレゾナンス・メソッドとはどのようなものなのか、ということから説明を始めたいと思います。

第1章 「気の流れ」を取り戻す「波動調整」

バイオレゾナンスの創始者パウル・シュミットの着想

いつの時代も画期的な発明・発見は、一人の天才によって成されます。ドイツ振動医学もパウル・シュミットという天才がいなかったら、この世に誕生しなかったかもしれません。

パウル・シュミット（1922~1994）は、アメリカの発明王トーマス・エジソンと似ています。エジソンは、蓄音機や電話、映写機、白熱電球など1300もの発明を行いました。シュミットも生涯に多くの発明を行い、取得した特許も300件に上ります。さらにエジソンと同様に、起業家・実業家としても成功しました。

今日もなお、そのジャンルでは世界的に有名なドイツの掘削マシーンメーカー、トラクトテヒニーク社は、彼が起こした会社の一つです。また、慈善家としても活躍し、晩年はイギリスで過ごし、1994年9月に彼の地で亡くなりました。

パウル・シュミットが、バイオレゾナンス・メソッド（生体共鳴法）を着想したのは、1970年代前半のことでした。ヒトや動物の体、器官のエネルジェティックな流れが滞ると、ある特定の周波数において共鳴が見られる——という仮説を立て、周波数を突き止めたり、それを送ったり調整したりできる、さまざまなモジュール（基本部品）や機器の研究開発に取り組みます。

最初の「波動送波器」を試作して実験を行ったのが1976年でした。しかし、このシステムはまだあまり実用的ではなく、それから多くの医師団の協力も仰ぎながら、さらに10年の歳月をかけて試行錯誤を繰り返し、大幅な改良を加えていきました。

とくに当時、シュミットが懸命に取り組んだのが、0から100まで数値化した波動を送れるレゾナンスモジュールの開発でした。レゾナンスは、日本語に直せば「共鳴」です。そして、失敗も重ねながら、感度のよい優れたモジュールを開発し、それによって1983年に完成させたのが「サノトロン」という装置でした。これは現在のバイオレゾナンス・メソッドの中心機器の原型になるものでした。この装置の完成により、その後、大きく発展していくドイツ振動医学の基礎が築かれたのです。

バイオレゾナンス・メソッドは、一言でいえば、「波動の共鳴現象を利用して、私たちの体の気（＝生命エネルギー）の流れを調整する健康法」ということになります。

なぜそれを「振動」医学とも呼ぶのでしょうか。それをお話しするには、パウル・シュミットが決定的な影響を受けた現代物理学の祖で、「量子論の父」といわれた、やはりドイツ人のマックス・プランク（1858〜1947）の研究に触れなければなりません。

振動医学の「振動」とは何か

どんな天才の画期的な発明も、時代と無関係にポッとひらめくわけではありません。エジソンのさまざまな発明も、19世紀末にアメリカを中心に高まった「電気」に関する研究ブームのなかで生まれたものです。

一方、パウル・シュミットのバイオレゾナンス理論は、20世紀初頭に起きた物理学の大革命といわれた「量子論」や「量子力学」によって着想を得たものでした。

ほかにも二つの大きなヒントを得たものがありました。一つは地下水脈や鉱脈を発見するダウジングという伝統的な「地中探査方法」、もう一つは、東洋医学・チベット医学における「気＝生命エネルギー」のとらえ方や、その通り道とされている「経絡」「チャクラ」についての考え方でした。

この量子論、ダウジング、東洋医学という三つからヒントやひらめきを得て、バイオレゾナンス理論が構想され、打ち立てられていくのです。

科学の最先端の理論と、それとは逆に昔から用いられてきた伝統的な手法、知恵が交差したところから、新たな着想、理論が生まれたということです。意外な組み合わせ、コラボレーションによるところは、いかにも天才的発想、ひらめき、ということになるのかもしれません。

パウル・シュミットは、もちろん最初から整然と構想したのではないでしょう。が、量子論、ダウジング、東洋医学・チベット医学という三つの異質の理論や知恵、技術などをヒントにして、人や動物の体を流れる生命エネルギー（＝気）の振動（＝波動）には、それぞれの器官、組織、働きなどにより固有の周波数があること。そして、その気が滞りスムーズに流れなくなることが、健康が損なわれるということであり、そのときには滞りと同じ周波数の波動による共鳴現象によって滞りが消えて再び気が活発に流れるようになる、これが健康を取り戻すということだ――。

このような仮説を立て、それまでの西洋医学とは異なる、新しい振動医学のバイオレゾナンス・メソッドの研究、開発の道に突き進んでいきます。

その経緯とともにバイオレゾナンス・メソッドについて見ていきましょう。

「ミクロの世界は粒子と波」からヒントを得て

着想の一つ目の「量子論」や「量子力学」は、簡単にいえば、「分子や原子、電子、素粒子などのミクロの世界の法則を解き明かす学問」とされています。今日の花形の学問といえるでしょう。日本のノーベル物理学賞の受賞者も、この量子論を学び、そこからさまざまな研究を広げてきた人たちのはずです。

さまざまな数式も用いる「量子論」の最先端理論はとても難しいのですが、実用面では、ミクロの世界の解明により、電子の性質を利用した半導体やコンピュータ、あるいはテレビや携帯電話などの電子機器、情報機器など、今や私たちの生活に欠かすことのできない身の回りの便利な製品として、それが結実しています。

また、ミクロの世界の解明から、逆に宇宙がどのように生まれたかというスケールの大きな世界にも研究領域が広がっています。最近では、スイスのジュネーブ近郊にある欧州合同原子核研究機関（CERN）が、万物に質量（重さ）を与えると考えられてきた「ヒッグス粒子」と見られる新粒子を発見した、というニュースが、世界的に大きな話題になり（2012年7月）、翌2013年にはそれがヒッグス粒子と確認されました。

ヒッグス粒子は、今は「素粒子物理学」の分野とされていますが、素粒子論の出発点もやはり物理学に大革命を起こした「量子論」なのです。その「量子論の父」といわれ、１９１８年にノーベル物理学賞を受賞したのが、ドイツ人のマックス・プランクでした。

プランクは、１９００年に物質の温度と、それが発する光の色の関係を明らかにする論文を発表しました。「エネルギー量子仮説」といわれるその論文は、昔から続く、ある大問題に一つの解答を与えるものでした。

それは古代ギリシャ以来、多くの哲学者や科学者を悩ませてきた「光は粒子なのか、それとも波なのか」という問題です。

現在では私たちも、「光は粒子であり、同時に波である」ことを知っています。おそらくみなさんも高校の物理の教科書で学んだのではないでしょうか。この大発見のきっかけになったのが、プランクの研究発表でした。

プランクの研究や、さまざまな数式を用いる量子論や量子力学の最先端理論は難解です。私も十分理解しているわけではありません。今回この本を書くために、知り合いの科学者をつかまえては、幾度となく「講義」をしてもらいましたが、残念ながら私には半分も理解できませんでした。ですから、私に理解できる範囲で、基本的なことだけをお伝えしたいと思います。

私たちは日常的な発想に縛られているために、「粒子であり、同時に波である」という状態をうまく想像できません。これはあくまでもミクロの世界の話なのです（プランクは、晩年、ずいぶん哲学的な論説も行い「すべては振動であり、その影響である。現実にはなんの物質も存在しない。すべてのものは、各々のものは、振動から構成されている」とも述べています。この言葉にパウル・シュミットは感銘を受けたといいます）。

プランクに続いた一人がアインシュタインで、さらに、その後、フランスのド・ブロイが、電子も、粒子であると同時に波である、という考え方を発表します。

電子などのごく小さなものは、光と同様、粒子と波の両方の性質を持っているというのです。「粒と波の二面性」があり、それゆえにまたミクロの世界には「不確定性」という特徴もあり、絶えず動いていて、止まっていないというのです。

この電子波の考え方は、その後さらに「物質はすべて波の性格を持つ」という物質波の思想、つまり、すべての物質の世界に広げられていきます。そしてオーストリアのシュレジンガーは、ミクロの世界を波として説明する「波動力学」を打ち立て、物質波の伝わり方の計算式なども打ち出しました。

このような量子論（量子力学）が、パウル・シュミットの目を、人の体を構成する細胞や器官の波動（＝振動）に向けさせ、バイオレゾナンスの開発へのヒントを与えたのです。

伝統的なダウジングからの発想と応用

ドイツ語のSchwingungは、日本語では「振動」とか「波動」と訳すようです。本書でも同じように使っていますが、「ハドウ」は、私にも非常に発言しやすい言葉なので、本書では、主として「波動」と表現していきます。波動は、前述のシュレジンガーの「波動力学」のように、物理学、量子論の世界でも普通に使われています。ちなみに、岩波書店刊の『理化学辞典』には、波動は「波」と書かれています。

さて、今紹介してきたように、ドイツ振動医学の理論的な基礎は、パウル・シュミットが、このようにプランクの量子論から着想した「バイオレゾナンス理論」です。バイオレゾナンスの「バイオ」は、みなさんよくご存じのように「生命」「生物」「生体」といった意味です。そこに「レゾナンス（共鳴）」という語がついた「バイオレゾナンス」は「生体共鳴」と訳されます。

生体共鳴とはどのようなものかを説明する前に、パウル・シュミットに「バイオレゾナンス理論」を着想させた二つ目のきっかけの「ダウジング」についても簡単に説明をしておきましょう。

ダウジングは、たとえば、北米大陸やオーストラリア、またアンデスなどの先住民族が、地下に隠れた水脈や鉱脈などを見つけるために、昔から用いてきた前科学的な「地中探査方法」です。

おそらくみなさんも映画やテレビで、人が手に持ったY字型やL字型の金属の棒（ロッド）や木の枝などを地面にかざしながら、地下の水源や金鉱脈、油田を探し歩いているようなシーンを見たことがあると思います。水脈や鉱脈のある場所の上に来ると、手にしたロッドの先が突然動き出して、その存在を教えてくれるというわけです。この伝統的な方法が、近代、現代に入ってからも、地下資源や目に見えない地下の様子を探るために、世界各地でさまざまに利用されているのです。

「量子論」という科学の最先端と、この科学以前のテクノロジーであるダウジングが、バイオレゾナンスを着想させたというのは、意外な組み合わせに感じられるかもしれません。

ダウジングの歴史はとても古く、また科学的思考が主流になる以前は、これと似通った素朴なテクノロジーが、どのような文明にもありました。たとえば、エジプトの古代遺跡にも、ダウジングを行う人の絵が残されています。

このダウジングを迷信であり、科学以前の「無知」のなせるわざと見なすのは容易なことかもしれませんが、時代も場所も遠く離れた、地球のあちこちに似たような方法があったという事実は、今日の科学とは異なる「知」や経験が生み出した別のタイプのテクノロジーがあったと考えることもできるのではないでしょうか。

もともと掘削マシーンの技術者で、その開発者だったパウル・シュミットが、ダウジングという「地中探査方法」を実際に各地で見て、それに関心を抱いたとしても不思議ではないでしょう。シュミットは、自らもそれを行ってみて、手にしたロッドの震えを実感したといいます。そして、それが地中に隠れているものが発する波動（＝振動）によるものであると確信を抱いたのです。

このダウジングを専門的に行う人をダウザーといいます。ドイツには今もプロのダウザーがいます。ドイツでは昔から地下の水脈や断層などから放射される波動が病気の原因になる、それも不眠症からがんに至るまで、さまざまな身体的な悪影響を引き起こすと考えられてきました。今日でも、家族が医学的に原因のはっきりしない病気にかかったり、新たに家を建築したりする場合、ダウザーに依頼して、水脈や断層の有無を調べるようなこともあるのです。

「地下水脈や断層が発する特別な波動が、その上に住む人の健康になんらかの影響を与えているのではないか」

パウル・シュミットもこのように考えて、地下水脈や断層が発する波動をキャッチするためにさまざまな実験を行いました。やがて、その波動をとらえることに成功します。それは、たとえば地下水脈なら64・00、断層なら14・00というような「基本周波数」を持つ波動でした（第5章で地下水脈などのマイナス波動やその周波数について述べます）。

パウル・シュミットは、地下の水脈や断層が発する波動をキャッチし、その周波数を突き止めるために、ダウジングの手法や知恵を使い、また、前述したように、波動をキャッチするためのバイオレゾナンス・モジュールなどの開発や改良を重ねていったのです。この間、多くの科学者などの研究、知恵も借りて、それを進めていきました。

さまざまなバイオレゾナンス実践機器が開発された現在では、どなたでもその波動を確認できるようになっています。

「気の滞り」の周波数も突き止める

パウル・シュミットは、このようにして地下水脈や断層だけでなく、さらに、さまざまな物質が発する波動をとらえて、それぞれに固有の基本周波数があることを突き止め、それを明らかにしていくことに成功します。

その研究は、シュミットだけにとどまらず、さらにバイオレゾナンスを実践する多くの医師や科学者たちの手によっても進められ、今日では、膨大なデータが蓄積されつつあります。

すでに紹介したドイツ振動医学の研究・視察ツアーで伺った治療院の棚に、多くのサンプルが並べられていたのも、このような波動の周波数研究の一端を示すものでした。

パウル・シュミットが最初にこのような周波数を調べ、さらに気の流れの滞り（ブロッケード）の周波数も突き止め、そこからさらに波動調整をして、滞りを解消するという試みにいたる過程は、おそらく失敗につぐ失敗の連続だったのではないでしょうか。

しかし根気強く、努力を継続することによって、その方法もしだいに確立され、検証もできるようになりました。そこで多くの医師や療法家、科学者がそのあとに続いて、データの蓄積と研究がさらに進められたのです。

それによって、今では誰でもさまざまな物質や体の波動を確認できるようになりました。その周波数を特定、利用して、波動共鳴によって気の流れの滞りを解消し、健康を取り戻すことに役立てることが可能になったのです（「物質の波動」を実際に確認する方法などは、第2章で説明します）。

東洋医学の「気」や「経絡」から得た着想

パウル・シュミットにバイオレゾナンス理論のひらめきを与えたのは、プランクの量子論とダウジング、そしてもう一つは東洋医学・チベット医学の「気」であり「経絡」「チャクラ」でした。

東洋医学と西洋医学の違いはなんでしょう。一言でいえば、西洋医学は〝物〟としての体を扱うのに対し、東洋医学では、人の体を〝いのち〟と切り離された〝物〟として考えることはない、という点をあげることができるでしょう。

また、東洋医学は、人は自然の一部であるとともに、人の体の中にも自然界と同じ構造があるという自然観、人間観を持っています。この点も大きな特徴です(ほかに東洋医学には、自然界は対立した二つの性格に分けられるという「陰陽説」、木火土金水という五つの要素から成り立っているという「五行説」をとるなどの特徴もあります)。

さらに東洋医学には、「気・血・水」という非常に重要な概念があります。これが人の生命を支えるために体内を巡っている三つの要素だというのです。

血は、もちろん血液で、水(または津液)は、体内にある血液以外のすべての水分のことです(ただ、物質としての液だけでなく、その働きも含む西洋医学の血液、体液より広い概念です)。そして最初に掲げられている「気」は、最も重要といえる概念で、すでに述べてきているように、生命活動の根源となる、目に見えない「生命エネルギー」「生命力」のことを指しています。

血液そのものの流れは、説明するまでもなく、全身を巡る血管を通って私たちの活動の源となる栄養や酸素を体の隅々にまで運んでいます。

気・血のうちの気のほうは、その巡る範囲がさらに広く、組織に限定されずに、全身をくまなく行き来しているとされています。東洋医学では、この気・血の巡回が、人の健康にとって最も重要なものの一つと考えられています。

生命エネルギーとされる気のほうは、全身を巡って器官、組織、細胞の一つひとつに生命力を与えています。ですから、いのち、健康の源ともいえるものなのです。この気の巡回ルートは「経絡」と呼ばれています。生命エネルギーである気の通り道です。経絡は、血管のように目に見えるものではありません。何千年におよぶ東洋医学（中医学）の歴史のなかで、長い時間をかけ、経験的に確認されてきたものです。あとで具体的に述べますが、全身に合計20種の経絡が存在するとされています。

なお、この東洋医学（中医学）のことを、ドイツではＴＣＭ（伝統的中医学）と呼んでいます。

一方、西洋医学においては、この「気・血」の気の存在は認めず、また、血のほうも、扱うのは物質としての「血液」だけです。ただ、その血液は、赤血球、白血球、血小板、またT細胞やK細胞のような免疫細胞、血漿《けっしょう》に含まれる糖分やたんぱく質などの栄養、あるいはさまざまな機能を持つ生理活性物質やホルモン、さらに血管組織についても、電子顕微鏡など科学技術の急速な発展とともに、きわめて詳細な研究まで行われるようになっています。

そのおかげで免疫システムや、血管の老化である動脈硬化、また栄養と病気の関係やエネルギー代謝の仕組みなど、今ではかなり細部まで解明されてきました。

しかし物質レベルの分析が進み、人体のメカニズムが詳細にわかればわかるほど、〝いのち〟という分割できないものが逆に見えにくくなったり、私たちの生命の実感からますます遠ざかっているのではないかという思いになったりすることもあります。残念ながらこれも事実です。

だからといって私は、現代医学に否定的な考えを持っているわけではありません。むしろ、近年の目覚ましい医学の進歩を高く評価し、今後の可能性には多大な期待を寄せています。

ただ、「医学」というものが、さらに大きな成果を生むためにも、西洋医学の分析的なアプローチだけでなく、同時に、私たちの〝いのち〟をトータル的に考える東洋医学的なアプローチも必要であるということを強調したいのです。

大自然からもらう生命エネルギー、生命力

西洋医学が、私たちの「生」の現実を顕微鏡的に限りなく分割していくのに対して、東

洋医学は、生命をありのままの全体として、自然とともにあるものとしてとらえようとします。

血液が運ぶ栄養素も、ただの糖質やたんぱく質ではありません。それは私たちが食事によって体内に取り込んだ自然の生命力でもあるのです。植物と動物を育てた太陽と大地のエネルギー、そのエネルギーによって活力を得ている私たちの肉体は、まさに自然の一部であり、決して自然から切り離された存在ではありません。

事実、野菜にも肉にも太陽のエネルギーが閉じ込められています。太陽エネルギーが植物の生命活動によって炭水化物（糖）になり、その炭水化物は、それを食べた動物のエネルギー源になります。

このようなエネルギー循環のなかから、私たちは自分の体をつくり、生命活動を支える栄養素をもらっているのです。

このような物質的、栄養的なエネルギーを運んでいるのが「血」です。血液によって全身の細胞へ運ばれる糖やたんぱく質、脂肪が、細胞の中でエネルギーに変わる過程をどこまでも化学的に分析していくと、最後に出会うのがＡＴＰ（アデノシン三リン酸）という物質です。このＡＴＰが加水分解されることで、初めて私たちの活動源となるエネルギーが発生します。

しかしそれは一つの化学反応であり、いくら観察しても、そこには太陽や大地のエネルギーや〝いのち〟の循環は見えません。

東洋医学が、「気」と呼んだ生命エネルギーは、どんな最先端の顕微鏡でも、またいかに複雑な化学式でもとらえることのできない〝いのち〟そのものであり、生命力の源といえるものです。

東洋医学によれば、「気」は大自然の一部でもある生命力の源です。その気は、外から取り入れられるものと、自らの体内でつくり出すものの両方で構成され、生命活動を支えています。その気の通り道で、体内に縦横無尽に張り巡らされているのが、経絡です。

その経絡の体表部の接点が、要所要所に存在する経穴（ツボ）といわれるポイントです。経穴は外気（自然界）と接し、気の出入口にもなっています（チベット医学では、このような生命エネルギーの取り入れ口を「チャクラ」と呼びます）。

食べ物などによって体内に取り入れられ、血液で運ばれる栄養という物質的なエネルギーも、また、目には見えない「気」という生命エネルギーも、人間はもとはみな大自然からもらっています。人はまさに大自然の一部だからです。

これが東洋医学の根本的な考え方です。

この「大自然の一部」という発想を忘れたところから、今日の環境破壊や、今の生活環境（衣食住）における危険因子に対する無頓着、無警戒感などがあるとすれば、やはり私たちはもう一度、東洋医学の考え方に戻って、学び直さなければならないのではないでしょうか。

西洋医学にできることと振動医学にできること

このような東洋医学の生命理論、生命エネルギー（＝気）の考え方は、繰り返しになりますが、現代医学によって承認されているものではありません。どんなに細かく人体を観察しても、あるいはどんなに解剖医のメスが鋭利で優れた技術を有しているとしても、生命エネルギーの通り道である経絡や経穴（ツボ）は発見できません。

しかし、メスが探り当てられないからといって、存在しないと決めつけるのは科学的とはいえません。実際、経絡や経穴の理論に基づいて行われる東洋医学、中医学の鍼灸は、臨床的にも大きな成果を上げています。

おそらくそのことはドイツ人の私より、伝統的に鍼灸を用いてきた日本のみなさんのほうがずっとよくご存じでしょう。解剖学的には認められなくても、機能的には確かに存在することを日本人のみなさんは、体験としてよく知っているはずです。

ちなみにドイツをはじめとする欧米でも、最近は鍼治療が急速に広まり、自然療法の一つとしてそれを利用する人が増えています。

WHO（世界保健機構）も「伝統医学には有益な要素が数多く含まれている」ことを認め、「各国が公的または私的な保健サービスの分野において利用可能にできる」ように奨励し、2008年には361の経穴に関する世界統一基準を定めています（日本ではそれまで354穴とされていたようです）。

日本の若者のなかには、たとえば「ツボとか鍼とかは、お年寄りが頼る古くさい民間療法」と考える人が意外に多いようです。ですから、経穴や鍼に対する評価は、今や欧米のほうが高くなっているかもしれません。

ただ、日本の若い人でも、スポーツ選手などには鍼治療に信頼をおいている人が少なくないと聞いています。経験的にその有効性をよく知っているのでしょう。

WHOではもちろん、そのような運動器系の疾患だけでなく、神経系や循環器系の疾患など、幅広い範囲で、その有効性を認めているのです。

そういえば2010年のドイツ振動医学研究ツアーに、大学病院の麻酔科のドクターが参加していました。その先生は鍼灸医でもあります。鍼灸医療を学ぶきっかけになったのは、日本ではまだ十分発達していない麻酔技術を勉強するために、海外留学したときの体験だったそうです。留学先の大学で指導担当だった教授の奥さんが、たまたま自然療法士で、その施術が患者さんにもたらす効果の大きさに彼は目を見張りました。さらにその担当教授のこんな言葉に衝撃を受けたといいます。

「私たちの医学でできることより、妻の療法のほうがはるかに大きいんだ」

これが引き金になり、彼は鍼灸を麻酔術として取り入れる研究を始め、さらには振動医学にも興味を持つようになったそうです。ツアーのなかで催された集中セミナーでも、講演者に熱心に質問していた彼の姿が印象的でした。

話がそれましたが、この経絡や経穴の存在は、前述のように、解剖学的に確認されているものではありません。西洋医学の立場から、それを実証的に明らかにしようとするさまざまな試み、研究が行われてはいますが、いまだに解明に至っていないのが現状です。しかし、「そこにある」ことは、WHOが認定する前から、確かなことなのです。

ドイツ振動医学開発者のパウル・シュミットは、人の目やメスなどでは探り出せないそれを波動的にとらえようとしたのです。シュミットは、前述したようにさまざまな試行錯誤を重ねながら波動テストを繰り返して、「気」をとらえてきたのです。

全身を巡るエネルギーの流れを波動で確認

77ページの「人体を流れる気の三大循環」の図を見てください。

これはパウル・シュミットが、被験者の全身に対して行った波動チェックのデータから導き出した、全身を巡る気の流れです。そこには、

①頭と胴の循環
②腕の循環
③脚の循環

この三つの大きな流れがあることがわかります。シュミットはこの三つの循環が、東洋医学の経絡のルートにきわめて似ていることに気づきました。

東洋医学では、経絡には「正経十二経脈《せいけいじゅうにけいみゃく》」と「奇経八脈《きけいはちみゃく》」があるとされています。

「正経十二経脈」というのは、五臓六腑と心包（芯を包む膜状の臓器とされます）につながる12種類の経脈で、体全体を循環する一つの輪になっている経脈です。「奇経八脈」はこの「正経十二経脈」同士をつなぐようにはりめぐらされている8種の経脈です（五臓六腑と心包に直接つながってはいません）。

この奇経八脈は、正経十二経脈をそれぞれ協調させ、また、そこに流れる「気・血」を調節する役割を担っています。

この奇経八脈のうち、鍼灸で最も重視されるのが任脈と督脈です。シュミットの①頭と胴の循環は、任脈と督脈を結んだ線とほとんど同じです。

また、正経の6種（大腸経、三焦経、小腸経、肺経、心包経、心経）をひとまとまりと考えると、シュミットの②腕の循環によく似ています。

さらに残りの正経6種（胃経、胆経、膀胱経、脾経、肝経、腎経）も、③脚の循環とピッタリ重なり合うのです。

これはどのようなことを意味しているでしょうか。

たとえば、日本でよく知られている「足三里」は胃経のツボで、膝の少し下、脚の外側にあり、ここを刺激すると胃の働きが活発になります。遠く離れている膝下の足三里と胃

〈図1〉人体を流れる気の三大循環

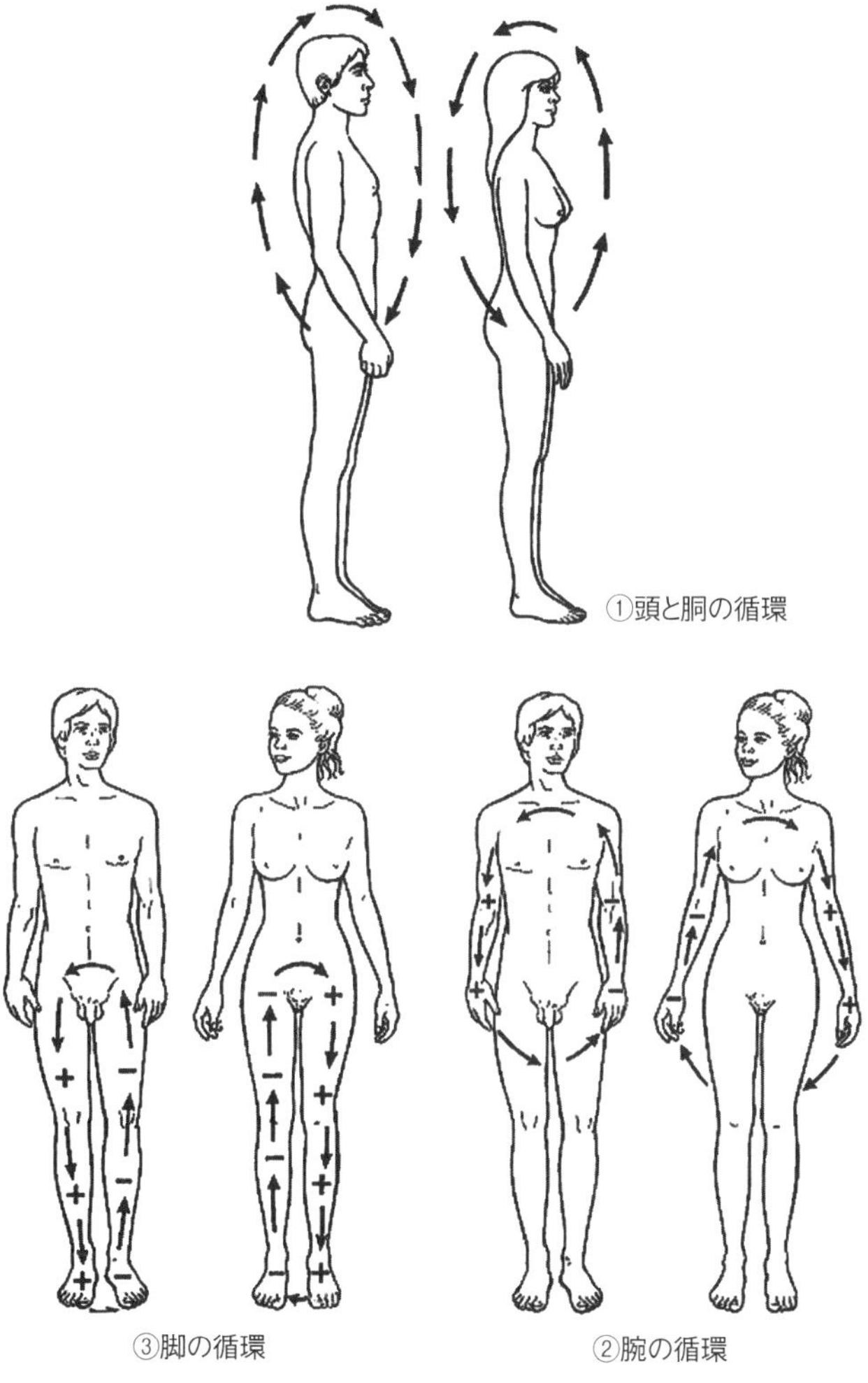

『パウル・シュミット式バイオレゾナンス』より

との間には、間違いなくなんらかのルートがあるはずです。しかし、足三里と胃を結ぶ解剖学的なルートは、いまだに発見されていません。

波動的に確認できたエネルギーの流れ。それこそ、このルートであるとシュミットは考えました。言い換えれば、物質的肉体的な存在としては確認されていないルートですが、しかし、私たちの肉体に確実に影響をおよぼしている生命エネルギーの場、エネルギーのルートがある、と考えました。

「エネルギーボディ」の理論を確立、実証していく

この生命エネルギーの場を、シュミットは、わかりやすく「エネルギーボディ」と呼びました。

それは目に見える組織、器官、肉体的な存在とは別のもの、生命エネルギーの通路である経絡や経穴などを包含する生命エネルギーの場。それは肉体的な体と重なり合って存在する、目には見えないエネルジェティックな体である。つまり「エネルギーボディ」であり、それが人の健康に大きな影響をおよぼしている、と考えたのです。

これがパウル・シュミットの「エネルギーボディ」の理論です。
顕微鏡やレントゲンなどで実際に見えるものがすべてと思い込んでいる人には、これは想像もできない話かもしれません。しかし、シュミットの理論は、東洋医学の「気と経絡」を波動的に、総合的にとらえ直したものということもできるのです。ですから、突飛な話ではなく、この理論は、バイオレゾナンスの実践のなかで、確認、実証されていくのです。

その際、多くの科学者、医師、療法家たちの協力がありました。実際、シュミット自身、医師でも療法家でもありません。専門的な医学知識も持っていたわけではありませんでした。ですから仮説を頭に描いた初期の段階から、バイオレゾナンス・メソッドの開発、確立に至る全過程において、多くの医師、療法家の協力が不可欠でした。現在もその方法を進化させるために、多くの専門家が参加しています。

したがって、バイオレゾナンス・メソッドは、一人の天才のアイデアだけで生まれたものではありません。数多くの協力者の地道な努力が、今日のような系統だった、また日常生活のなかで利用可能な健康法として、このメソッドを発展させてきたことを再度、強調しておきたいと思います。

第2章　バイオレゾナンス（生体共鳴）のメカニズム

最初の一歩、波動を実感してみる

この章では、バイオレゾナンス・メソッド（生体共鳴法）を具体的に紹介していきたいと思います。

まず、このメソッドの核心ともいえる波動（＝振動）をとらえ、確認する方法から見ていきましょう。

これは、第1章で紹介したパウル・シュミットが、バイオレゾナンスを研究開発する際の第一歩になった試みであり、最初の発見でもありました。ですから、これを行うことは、シュミットの開発の追体験をすることにもなります。

パウル・シュミットは、第1章で述べたように、さまざまなものの波動や周波数を調べ、また、波動共鳴を試みました。しかし、先駆者であっただけに、使用する道具もデータも乏しく、やはり失敗につぐ失敗、試行錯誤の連続だったことでしょう。

ですが、彼の粘り強い研究、努力によって、今では、使用するバイオレゾナンス・メソッド、実践機のレベルも高まり、確立されているので、誰でも容易に波動を確認できるし、波動共鳴によって、健康維持に役立てることも可能になっているのです。

◎物質の波動を確認する関係付けテスト

まず、振動医学、バイオレゾナンスの基本である物質の波動を、どのようにとらえ、確認しているかを紹介します。あるものが本当に波動を発しているかどうかは、次のような方法で調べ、確認します。

実験に用いるのは、シュミットが開発した波動センサー・ロッド〈図2〉（85ページ）です。これは弾力のある特殊な合金で作られている細い金属棒です。先端に螺旋《らせん》状の小さなアンテナがついています。人が握る箇所は木製です。バイオレゾナンスでは、このロッドを、波動をキャッチするセンサーとして用います。

実験には、〈図3〉（85ページ）のように、調べたいもの（テスト物質）を、二つ用います。

たとえば砂糖の波動を調べたい場合には、理科の実験に使うようなビーカーを二つ用意して、それぞれに砂糖を入れて調べます。二つのビーカーは、40センチほど離して置きます。そしてロッドを手に持ち、二つのビーカーの間に、その先端の螺旋状のアンテナ部分をかざし、ホールドし続けます。

するとロッドの先端のアンテナ部分が、図のように自然に揺れ始めるはずです。「動かそう」とか「動かすまい」という意識が過剰になって、手に力が入るとうまくいきませんから、ロッドの木製の握りを軽く持って、無心にただかざすだけでよいのです。

なんの刺激も与えていないのに、ロッドの先がだんだん動き出します。初めてこれを行った人には衝撃的な体験になるはずです。

私の場合は、実験でこれを行ったときに、ロッドがどんどん動いている様子を見つめていて、二つの物質の間に、肉眼ではとらえられない波動が行き来しているのが、ありありと見えるような気がしました。

次に二つのうちの一つを別の物に替えてみます。たとえば、ビーカーに入れるものを一つは砂糖、一つは塩にします。ビーカーを同じように40センチくらいの間隔で置き、同じ要領でロッドの螺旋状の先を、その間にかざします。この場合には、前の実験とは違って、ロッドはまったく動きません〈図4〉(次ページ)。

この二つの実験結果は、何を物語っているのでしょうか。

おそらく子供のころ、みなさんも理科の授業で「共鳴の実験」を行ったことがあるのではないでしょうか。

日本の友人に聞くと、確かに行った記憶があるということを聞いています。それを思い

〈図2〉

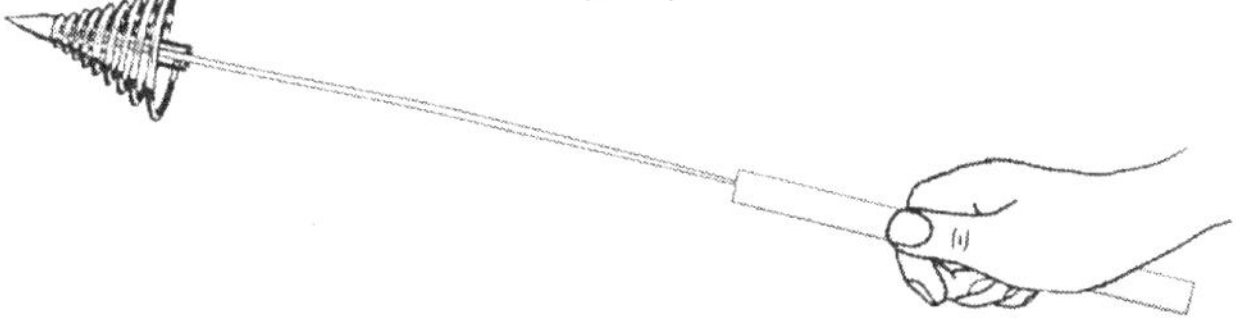

パウル・シュミットがデザインした波動センサー（ロッド）

〈図3〉

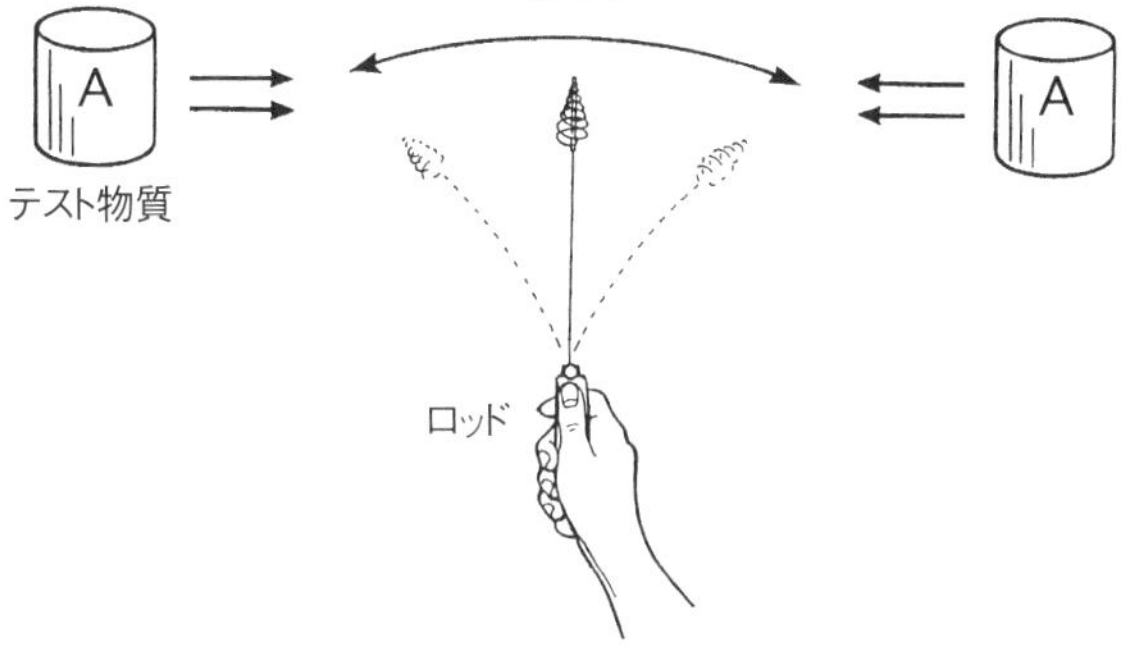

実験1：ロッドが揺れる

〈図4〉

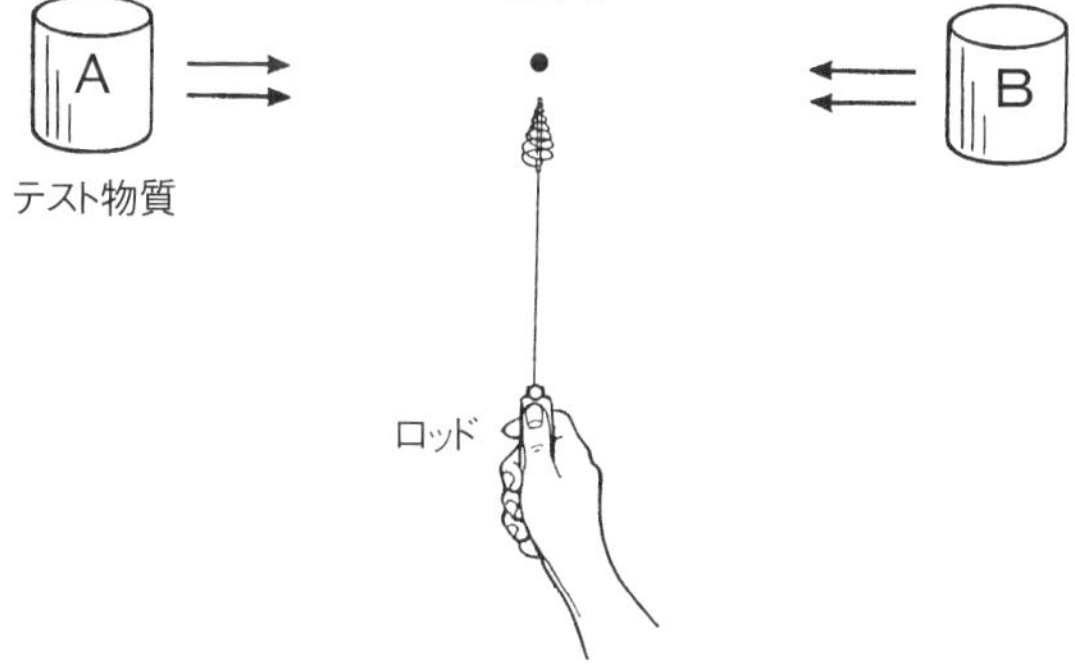

実験2：ロッドは動かない

出してみてください。同じ高さ（波長）の音を出す二つの音叉《おんさ》を並べて、一方を叩く。すると音叉の振動が音の波となって伝わり、もう一方の音叉が自然に鳴り出したはずです。この現象が共鳴（レゾナンス）です。

理科の授業では、もう一つ、異なった高さ（波長）の音叉を二つ並べて、同じように一方だけを叩く実験も行ったと思います。しかし、その場合はいくら叩いても、もう一方が鳴るようなことはなかったはずです。

振動数（波長）の違う音叉では共鳴は生じません。

この波動的な共鳴現象の有無を調べるのが、ここで紹介した関係付けテストです。同じ物質で行った最初の実験〈図3〉では、ロッドが揺れ始めました。二つが同じ物質であることを、ロッドがその動きであらわしているのです。異なる物質の間では、ロッドをかざしても、揺れませんでした〈図4〉。

バイオレゾナンス開発者のパウル・シュミットも、このような共鳴という現象を利用して、物質が発する波動をキャッチして、それぞれのものが持っている波動の周波数を調べていったのです。これはダウジングの手法から着想した方法でした。

◎人の「気」をとらえる波動テスト

人の「気」をとらえる場合も、パウル・シュミットが開発した波動センサーのロッドを用います。今日のように精度の高いロッドがないうえに、一から自分で試さなければならなかったシュミットは、さまざまな試行錯誤を重ねたに違いありませんが、彼によって確立された方法と道具を用いることができるので、今日では驚くほど簡単に追体験ができます。

まず、喉のツボ（チベット医学の「喉チャクラ」）で「気」をとらえられるかどうかを調べてみます。これはロッドを保持して観察する人と、実験台になる被験者の二人一組になって行います。

実験者は、ロッドを被験者の喉のほうに20～30センチ離して向けます〈図5〉（89ページ）。しばらくそのままホールドしていると、ロッドのアンテナ部分の先端が徐々に動き始めます。ただ、波動の共鳴現象を確認した先ほどの実験と違うのは、先端が揺れるのではなく、クルクル回転し出すことです。通常、被験者が健康な男性なら、センサーを持つ人から見て左回りに、健康な女性の場合は右回りに回転します。実験者の意志とは関係なく、自然に回り始めるのです。

波動センサーであるロッドの動きには、先端の揺れ（振れ）と、このような回転の2種類があることを頭に入れておいてください。振動医学の実践者は、さまざまな場面でこのようなロッドの動きを読んで、いろいろなことを推測するのです。

この回転運動について、シュミットは、「古代インドで考えられたチャクラのように、そこには生命エネルギーが渦をまいているからだ」と推測しました。そして、宇宙の「銀河の渦」を例にあげながら、「回転運動は安定と正常のしるしである」と説明しています。

つまり、人の生命エネルギー（＝気）の状態が正常で、安定している場合は、ロッドの先端が回り出し、回転運動が起こるというのです。

クルクルと回るロッドの回転運動こそ、ツボ周辺に生じた生命エネルギー（＝気）の目に見えない動きをとらえたものであると、シュミットは考えました。

このような「気」の動きをとらえることは、それまではどんな方法でもできませんでした。まれに鍛錬を積んだ気功家のなかには、「気が見える」という人もいます。しかし、特殊な能力を持った少数の人の証言では、残念ながら、それが真実であるかどうか追体験したり、調べたりすることはできません。

しかしパウル・シュミットが考案したこの方法であれば、ロッドを使うという、いわば

〈図5〉波動テスト

正常な状態

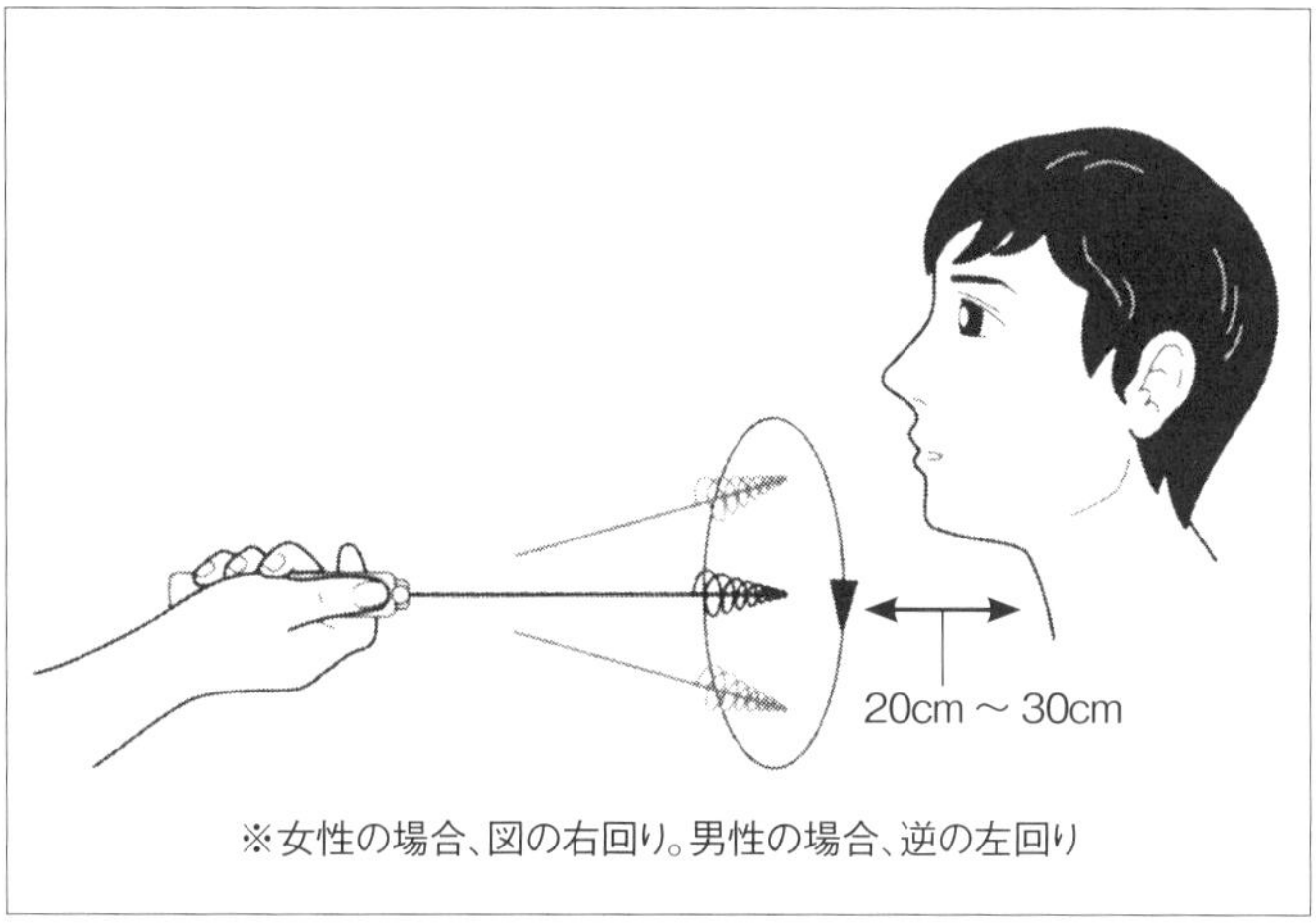

異常がある場合

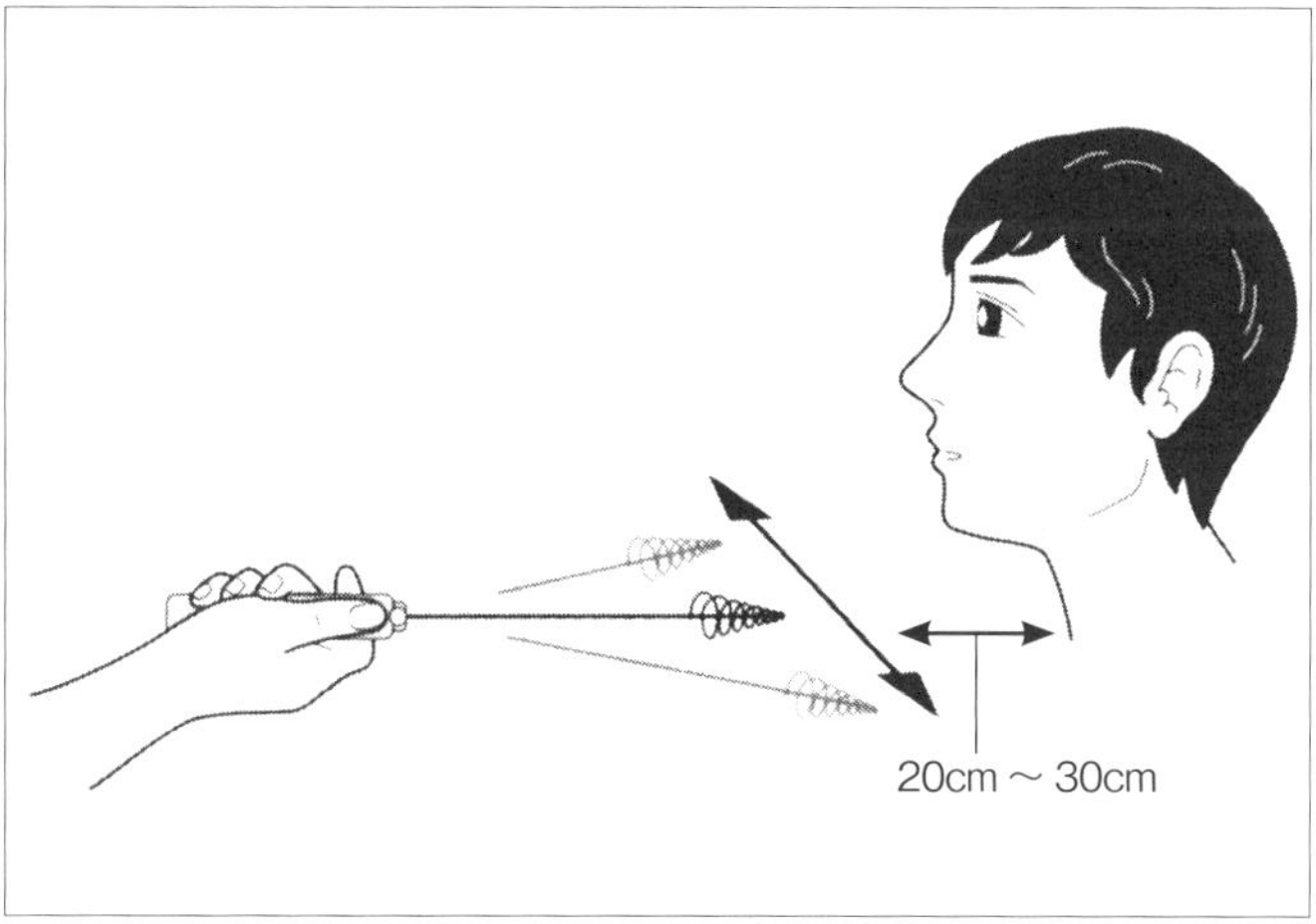

間接的な方法ではありますが、誰でもそれを確認することが可能なのです。

「気の循環」は古代インドの「チャクラ」にも重なる

波動テストを、喉のツボで行う方法を紹介しましたが、このような波動のチェックは、喉だけでなく、体のどの部分で行ってもかまいません。

ここで喉を選んだのは、そこが古代インドで「七つのメインチャクラ」と呼ばれるパワーポイントの一つだからです。ほかの六つのメインチャクラ〈頭頂、前額、心臓、脾臓、臍、根〉と同様、ロッドが最も強く、確実に反応する部分だからです〈図6〉。

第1章で、パウル・シュミットが、このような波動チェックを被験者の全身に対して行い、そのデータから全身的な生命エネルギー（＝気）の流れを確認したことを紹介しました。

繰り返しますと、シュミットはそれにより人体には①頭と胴の循環　②腕の循環　③脚の循環の三つの大きな流れがあることを確認しました。それは東洋医学（中医学）の人体を流れる経絡の分布に重なるものでした。

〈図6〉七つのメインチャクラの位置と周波数

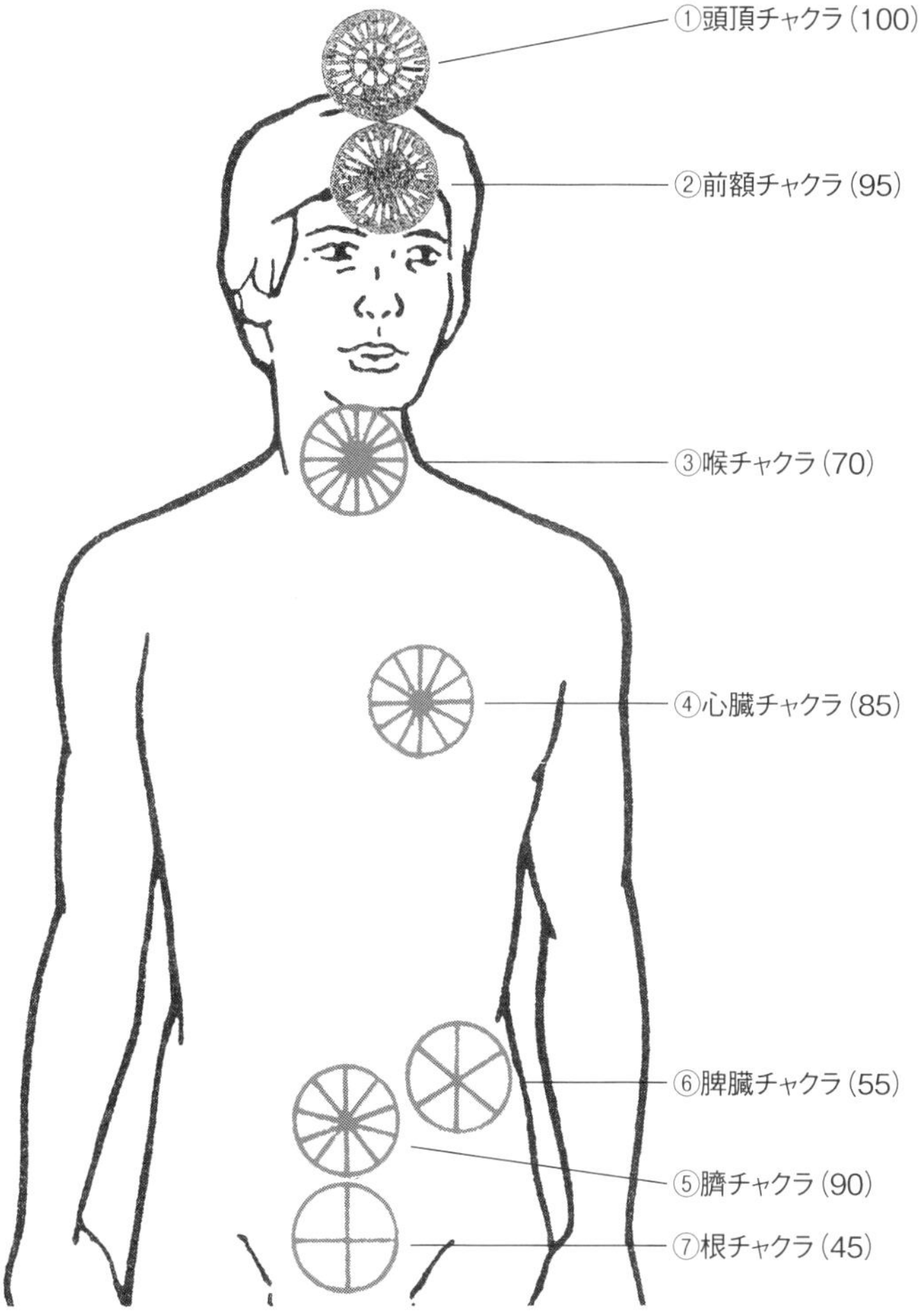

『パウル・シュミット式バイオレゾナンス』より

シュミットはさらにチベット医学でパワーポイントとされる「メインチャクラ」の七つとも、やはりこの経絡分布、気の流れの循環図の上にあることを、波動テストのデータを検証しながら、気づき、確認したのです。

振動医学の核心、バイオレゾナンス・メソッドとは

これからいよいよパウル・シュミット式バイオレゾナンスの説明に入ります。

その前に、強調しておかなければならないことがいくつかあります。列挙していきましょう。

◎バイオレゾナンス・メソッドは、総合的な健康法

私たちの〝いのち〟は、良くも悪くも外界からさまざまな影響を受けています。食事や住環境、また生活のなかでこうむる精神的・心理的な刺激も健康に大きくかかわっています。そのなかで健康を阻害する原因を除去し、より健康的な生活を営むために、波動的な立場からさまざまな提案・指導を行っているのが振動医学です。

実際、バイオレゾナンス（生体共鳴）によるハーモナイズで生命エネルギー（＝気）の滞りが解消されても、それだけで常に本来の健康が取り戻せるというわけではありません。生活の場に健康を阻害する要素があれば、すぐまたもとに戻ってしまいます。

不健康な要素を可能な限り取り除き、生活の場をより健全なものにすることが、ハーモナイズをより効果的なものにするのです（このことは第3章以降の衣食住を中心とする生活環境の検証において確認していきます）。

◎バイオレゾナンス・メソッドの対象は、エネルギーボディ

これからお話しするように、このバイオレゾナンスによるトリートメントは、大きく分けると、

①**波動チェック**（「気の滞りを測定」「周波数検出」）

②**ハーモナイズ**（波動共鳴による気の滞りの解消）

この二つから成り立っています。

これは一連の作業で、どちらもシュミットのいう「エネルギーボディ」を対象として行うものです。

チェック、調整する対象は、物質的な肉体の組成ではなく、それをコントロールしている気の流れの滞りです。

一連の作業を分解してみると、まず、波動を送り出してチェックをし、同じ周波数の波動を検出します。そして、その周波数の波動を用いたハーモナイズで、滞りを解消していきます。それによって、イキイキとした気の流れを取り戻します。

これが基本的なトリートメントということになります。

ですから、バイオレゾナンス・メソッドは、レントゲンのように臓器の異常を発見するための道具でも、放射線のようにがん細胞などの肉体的な異常を取り除くための道具でもありません。降圧剤やインフルエンザワクチンのように直接、臓器に働きかけるわけでもありません。このような検査や治療は、西洋医学に任せましょう。振動医学は、もっと深い層に潜んでいる原因へ向かいます。

バイオレゾナンス・メソッドの共鳴現象

たとえば、バイオレゾナンス・メソッドの①波動チェック（「気の滞りを測定」「周波数

〈表1〉気の滞りがある臓器の周波数の例

胃	73.00	子宮	88.00
心臓	40.00	前立腺	19.50
肝臓	56.00　56.25	胸腺	69.00　79.00
腎臓	54.00	大腸	61.00
膵臓	26.00　52.00	神経	25.00

検出」）は、生命エネルギー（＝気）の滞りを探し出すものですから、臓器そのものを対象とする西洋医学的な「病気の診断」とはまったく異なります。

バイオレゾナンスのメソッドの一例として、上記に表を掲げました。ここには臓器ごとに基本周波数が示されています。たとえば、胃は73・00、腎臓は54・00、大腸は61・00となっています。

このように臓器に対応する数字として示されていますが、これはあくまでも便宜上の表記です。正確にいうと73・00は胃という臓器のそのものの周波数ではないし、54・00は腎臓という臓器そのものの周波数ではありません。

ここが非常に重要な点です。73・00という数字は、胃そのものではなく、胃のエネルジェティックな場（気＝生命エネルギーが流れる場）に滞りがあったときに見つかる波動の周波数なのです。このことを正しく理解しておく必要があります。

ですから、胃に関する人の体の生命エネルギー、生命力の状態を波動チェックする場合には、まず、バイオレゾナンス実践機の周波数値を73・00に合わせて波動を送ってみます。そこに滞りがなければ、ロッド（センサー）はクルクル回ります。「喉チャクラ」の実験で説明したように「回転」は安定と正常のしるしです。

もしそこに滞りがある場合は、ロッドの動きはまったく違ったものになります。回転ではなく、左右あるいは上下の、直線的な揺れ（振れ）になるのです。

直線的な反応は、バイオレゾナンス実践機が送る73・00の波動に共鳴するものが、そこにあることを教えているのです。

では、そこで何が共鳴しているのでしょうか。

それはうまく流れない気の滞りです。滞りがなければ、73・00の波動を送っても共鳴現象は起こりません。

もちろんそれ以外の周波数でも同じです。これらの周波数はみな、シュミットや彼に協力した医師団が健康人や病人を被験者として行った膨大な検査データによって突き止め、そして確定した数値であり、バイオレゾナンスの核になっているところなのです。

病が発現していないのに「気の滞り」が

じつは、パウル・シュミットが研究を始めて最初に見つかったのが、胃になんらかの不調を持つ人に共通にあらわれる73・00という周波数でした。しかし、胃の不調も、その一つの周波数だけでとらえきれるものではありませんでした。その原因や体の状態によって、さまざまな周波数の波動があることがわかってきたのです。

パウル・シュミットのバイオレゾナンスを実践する人たちのたゆまぬ努力のおかげで、今ではさまざまな胃の状態、一つひとつに対応する周波数までわかっています。

しかし、もう一度繰り返しますが、これは気の滞りの周波数であり、胃炎や胃潰瘍そのものの周波数というわけではありません。ですから、73・00という周波数で共鳴が起きても、西洋医学の検査では、胃の異常がまったく発見されず、いかにも健康そのものに見えるというケースもあります。

このことは最初、バイオレゾナンス・メソッドの開発に携わった医師たちを悩ませたようです。しかし、念のために追跡調査をしてみると、意外な事実が判明したといいます。

そのような被験者の多くが、その後、胃の痛みなどを訴えたり、異常が発見されたりしていたのです。

このような現象は、日常的にバイオレゾナンス・メソッドを活用するようになると、誰でもしばしば体験することです。

かつて私自身、ドイツに来た日本の友人にバイオレゾナンス・メソッドによる「波動チェック」を実際にやってあげたとき、同じような経験をしました。バイオレゾナンス実践機で周波数0・00から0・25刻みの目盛りにしたがって、一つずつチェックをしていきました。その結果、歯の周波数でブロッケードを発見したのです。

けれども、その友人は、「歯はとても丈夫で、なんの異常もない」と言い張ります。私は、実際に体験してもらうことで、バイオレゾナンスを理解してもらおうと思って行ったことでしたが、結局、私の意図に反して、その人は振動医学に否定的なイメージを持って帰国しました。ところが、しばらくして国際電話がかかってきました。その友人が、電話の向こうから、「驚いたことに猛烈に歯が痛み出したんですよ」と伝えてきたのです。

この友人の場合、ドイツに来たときには、まだ痛みがあらわれていなかっただけで、すでに歯のトラブルが生じており、それもかなり進んでいたのだろうと推測できます。そのときには、もちろん私は、歯医者でもありませんし、友人の口の中をのぞいたり、歯の状態を調べたりしたわけではありません。

「未病」を発見するバイオレゾナンスの強み

西洋医学的な検査を実際に行いながら、そのときにはまったく異常がなかったのに、このようにバイオレゾナンスで気の滞りが見つかるケースもよくあるのです。

歯に限りません。西洋医学的な検査では何も見つからなかった臓器の異常などが、バイオレゾナンスの波動チェックどおりに、その後、出てくるようなケースは、どう考えたらいいのでしょうか。

パウル・シュミットはこういう仮説を立てました。

「エネルギーボディのほうが先に病む」

人の体では、まずエネルギーボディに気の滞りが発生し、やがて臓器のほうに故障や機能不全が生じてくる、というのです。

もちろんこれはシュミットの仮説でしたが、振動医学の実践から得られるデータは、統計的にそれを裏付けるようになっているのです。実際の肉体より気の流れのほうに、先に不調や異変があらわれるのです。

これは、パウル・シュミットがバイオレゾナンスを着想した際にヒントを得た東洋医学でいう「未病」の状態で、気の流れの滞りとして、肉体より先に異変としてあらわれるということもできます。

「未病」は、東洋医学の重要な概念の一つで、簡単にいえば、「まだ病気とはいえないけれど、決して健康ともいえない状態のこと」とされています。つまり、自覚症状はない、あるいは現代医学の検査数値に異常は出ていないけれど「病気に向かってひそかに異変が進行しつつある状態」ということができるでしょう。

この「未病」という言葉は、これまでは日本のほとんどの辞書には載っていなかったそうです。しかし最近、この言葉がさまざまに使われ、新たに国語辞典に取り入れるところも出てくるほどクローズアップされているのは、やはり、西洋医学においても予防医学の考え方が重要視されるようになっているからでしょう。

バイオレゾナンスが健康法として非常に注目されている理由の一つは、実際に体に病気やトラブルの自覚症状や数値の異変があらわれる前の段階、つまり「未病」の段階でも、気の流れの異変を波動的にチェック、探り出して、早めに対処することができるところなのです。

「波動チェック」と「ハーモナイズ」の方法

では、バイオレゾナンス・メソッドによる、実際の「波動チェック」や「ハーモナイズ」について紹介をしていきましょう。

使用するのはバイオレゾナンス実践機です。

「波動チェック」の方法には二つのやり方があります。

第一は、どこか具合が悪いところがある、心配なのでここをチェックしたい、というような自覚症状や特定の不調箇所がある場合です。それにはすでに述べてきているように、それぞれに対応する特定の周波数の波動を送ってチェックします。たとえば、胃の調子が悪いので、胃に関係するエネルジェティックな滞りがあるかどうかを調べたいということであれば、胃に関する滞りの73・00の周波数にセットをしてチェックします。

個人的な話ですが、私も食欲がなかったりすると、すぐにこのチェックを行います。

もう一つの方法は、どこが悪いとか、不調箇所を特定の部位に絞れないような場合、あるいは全身の気の流れの状態を知りたいとか、まだ気づかずにいる気の滞りを見つけたい、さらには「未病」の状態であってもどこかに異変がないかチェックをしたい、というようなケースです。つまり、体の一部、特定の箇所ではなく、全体の気の流れを波動チェックしようという場合です。

このように全身の波動チェックを行う場合には、まず、周波数を00・00に合わせ、それから0・5ずつ、目盛りをすすめていきながら、ロッド（センサー）の動きを一つひとつチェック、確認していくことになります（最新の実践機には、これらを自動的に行うことができるものもあります）。

このような波動チェックによって気の滞り（ブロッケード）が確認できたら、次はそのブロッケードを解消して、イキイキとした気の流れを取り戻さなくてはなりません。

振動医学では、それを「ハーモナイズ（波動調整）」と呼ぶことは、すでに述べたとおりです。では、どのようにハーモナイズを行い、滞りを解消していくのでしょうか。

それにはまず、周波数の説明として、私が胃を例にして次のようなことを述べたことを思い出してください。つまり、「バイオレゾナンス実践機」で、73・00という周波数を使うけれど、それは胃という臓器そのものの周波数ではなく、「胃にかかわる気の流れの滞りが共鳴する波動の周波数」だということです。

さらに次のようにつけ加える必要があります。

「この波動の共鳴によって滞りは徐々に弱まり、小さくなり、そして解消していく」という点です。

つまり、「気の滞りと共鳴現象を起こす波動は、その滞りをハーモナイズして解消する波動でもある」のです。

ですから、その周波数は、気の滞りを発見するとともに、それを解消する波動の周波数でもあるのです。ここがパウル・シュミットのバイオレゾナンスの真髄ともいえるところです。

波動チェックで、この何度も例にあげている73・00という周波数で共鳴（センサーの揺れ）が見られたとすると、胃にかかわる気の流れに、滞りが見つかったということです。

それが「未病」の状態であったとしても、そのブロッケードを解消しなければなりません。

そのために行うことは、そのまま73・00の波動を送り続けることなのです。それによって波動共鳴、波動調整が行われるのです。

私はこれまで便宜的に「チェック」とか「測定」、あるいは「ハーモナイズ」などと作業を分けるような説明をしてきましたが、実際は、これらは一連のものとして行われます。そこにあるのは、すべて同じバイオレゾナンスという現象です。

そして、そのままの状態で数十秒～数分間、ハーモナイズをし続けていくと、ロッド（センサー）の先端の動きがだんだん変わってきます。滞りとの共鳴をあらわすタテあるいはヨコの直線的な振れから、安定的な流れを示す回転運動へしだいに移っていくのが観察できるでしょう。

この現象をどのように解釈したらよいのでしょうか。

それは滞りとの共鳴がなくなった、つまり周波数73・00の波動によって、ハーモナイズが行われ、まさに滞りが解消しているということなのです。

これがパウル・シュミットのバイオレゾナンスのハーモナイズです。

滞りと共鳴する波動が、滞りを解消する――。

このバイオレゾナンスの原理やメカニズム（機序）は、残念ながらまだ今日の科学の概念で説明しきることができません。しかし、経験的な事実として厳然としてあることは確かです。波動チェック、ハーモナイズは、やり方さえ間違っていなければ、ほとんどの人が同様の現象を経験するはずです。

科学の理屈では説明できなくても、パウル・シュミットのバイオレゾナンスを実践する医師や治療家たちによって、その作用は確認、裏付けられてきました。その貴重な裏付けは、医師や治療家たち、さらには多くの患者さん、ユーザーのみなさんの日々の実践のなかで得られているものなのです。

それればかりでなく、検証のための本格的な調査、研究もさまざまな形で行われています。序章で紹介したフラウンホーファー研究機構のDr.ミクス教授による細胞生態学的な研究成果などもその一つです。

現実のバイオレゾナンス実践の場では

ここまでは話をできるだけ単純化してわかりやすくするために、胃にかかわる周波数を73・00という数値に絞って説明を続けてきました。

胃の不調に悩んでいる人の多くは、そこに気の流れの滞りがあり、この73・00の周波数で共鳴現象が見られるはずです。そしてこの滞りを解消するためには、同じ73・00の周波数の波動でそのままハーモナイズを行うのがバイオレゾナンス・メソッドであることを、説明してきました。

もちろん、これで間違いはないのですが、しかし現実のバイオレゾナンスの実践は、それですべて完了といえるほど、単純ではありません。実際はどのようになっているかを説明しましょう。

◎1回のハーモナイズでは終わらないケース

通常、1回のハーモナイズ時間は、経験的に30秒とされています。ほとんどの場合、それによって共鳴現象がなくなり、センサーは、回転運動に移ります。

しかし、それで滞りが完全に解消するとは限りません。むしろ1回で解消するケースのほうが少なく、その後、翌日とか1週間後に再測定すると、やはり同じ周波数で滞りの共鳴現象が見つかるほうが普通なのです。

ということは、ハーモナイズの効果は一時的にすぎないということでしょうか。

そう思われる人もいるかもしれませんが、そうではないのです。バイオレゾナンス・メソッドでハーモナイズのために送られる波動も自然界にある波動です。その波動で気の滞りを除去、解消しようとするのです。切ったり、焼いたりする治療とは違い、体の状態がそれほど簡単にガラリと変わることはないのです。

ただ、多くの場合、注意深く観察すると、センサーの振れも、前回よりは小さくなっていることに気づくはずです。共鳴が弱まっているのです。それが2回目くらいでは、まだはっきりわからなくても、何回か続けるうちに、それがだんだん小さくなっていくことが目に見えてわかるようになるはずです。

ただ、一つ注意をしておきたいのは、振動医学推進協会のガイドラインでは、適切なハーモナイズは、週2～3回とされています。毎日続けるわけではありません。ハーモナイズしたあと、自らの体の自己調整機能を働かせる時間をおくためです。ブロッケードを完全に解消するのは、やはり、自らの体が持っている気の働きなのです。

このように時間をおいて自らの体の機能を生かしながらハーモナイズを行います。滞りが強固であれば、場合によっては根本的に解消されるまでに1年、2年とかかることもあります。もちろん、そのような場合の多くは、西洋医学で難病とされているような、複雑な慢性的な病状、症状として発現しているケースです。それでも根気よくハーモナイズを続けているうちに、徐々に揺れが小さくなり、最後はセンサーの動きが揺れではなく回転運動に変わることも少なくないのです。

気の滞りがきれいに消え、ハーモナイズが終了するのは、そうなったときです。

◎複数の周波数で共鳴が起こるケース①「未病」を発見する

また、周波数数値0・00から始めて全身の波動チェックを行うと、たいていの人は複数の周波数で共鳴現象が起こります。胃がおかしいという人でも、73・00だけで共鳴現象が起こるというケースはむしろ稀です。このことはすでに述べました。

その理由としては、二つのことが考えられます。

一つは、自覚している症状以外にも「未病」のブロッケードがあるケースです。

先にお話しした「樽と水」のたとえ話を思い出してみてください。実際に自覚したり症状があらわれたりする不調や病気は、さまざまな原因が積み重なり、それがだんだん体の大きな負担となり、許容量を超えると「樽から水があふれる」ように、その人のいちばん弱い部分にあふれ出してきます。それが病気の状態であり、症状であるということができるでしょう。

たとえば、風邪のようなありふれた病気でも、ウイルスという直接的な原因だけでなく、その背景には疲労や睡眠不足、偏食などによる栄養の偏り、免疫力低下など、さまざまな要因があるはずです。さらに人によっては、ウイルスの侵入を防いでいる唾液の分泌不足や、病原体を排除する気管の機能低下などもあるかもしれません。また精神的なストレスとか、電磁波や地下の水脈など、波動的な影響を無視できないケースもあるかもしれません。

このようなときには、疲労や栄養、免疫力、唾液、気管、精神的ストレス、電磁波、地下水脈などに関連する周波数でも共鳴が起こるはずです。

だからこそパウル・シュミットのバイオレゾナンスでは症状の下に隠れている原因を探り、それを取り除くことが非常に重要と考えています。そして、実際にその面において、特徴と有効性を発揮する健康法であるということは、これまで繰り返し強調してきたとおりです。

さらに、「自分にはなんの病気も、症状もない」という「健康自慢」の人にも、たくさんの共鳴が見つかることがあります。実際には、そういうケースのほうが圧倒的に多いのです。「病気も症状もない」と思える状態でも、気の部分では、すでに滞りがあちこちに発生していることが少なくないのです。やはり「未病」の状態です。

繰り返し強調しておきますが、パウル・シュミットのバイオレゾナンス・メソッドが健康法として大いに役立つのは、まだ表面にはあらわれない「未病」を発見し、それに対処できるからです。

前に述べたように、最近では、現代医学・医療においても「予防医学」の面から「未病」に対する関心、注目度が高まっているようです。

実際に発病してからの連携と同じように、「未病」の段階、発病にいたる前の「予防」の段階においても、バイオレゾナンスは西洋医学の足りない分、できない分を補うこともできるのです。

◎複数の周波数で共鳴が起こるケース②ホリスティックに調べる

全身の気の流れを調べるためにバイオレゾナンス実践機を使って、周波数を0・00から始めて99・50まで、順番に波動チェックしていく方法を「レンジテスト」といいます。

実際にレンジテストを行ってみるとわかりますが、健康な人でも、複数の周波数にチェックが入ることが少なくありません。というより、そのほうが普通ですので、たいていの人は、チェックをしてみて、ひどく驚かれます。

なかには、「そんなわけがない。私は健康そのものだ。テスト結果のほうが間違っている」とおっしゃる方もいます。自分は健康だと思っているのに、あちらにもこちらにも危険信号が灯るのですから、「何かの間違いだろう」という気持ちになるのは当然かもしれません。

なぜ、そんなことになるのかというと、一つはすでに説明してきた潜在的な危険性や「未病」の状態まで、波動のチェックによって検出してしまうからです。

波動的に見れば、現代人のほとんどは、気の滞り、エネルジェティックなレベルでのさまざまなトラブルを抱えながら生きているのです。

いくつもの周波数が共鳴するもう一つの理由は、私たちの体の構造の複雑さに由来します。

胃の調子が悪いと仮定しましょう。痛みや不快感などの症状が胃にあっても、胃だけが悪いということはあまりありません。

たとえば、ストレス性の胃潰瘍であれば、自律神経も変調を来している可能性があります。また歯が悪い場合、十分に咀嚼《そしゃく》できないために消化器系に過重な負担がかかっていることでしょう。

これらのケースでは、「自律神経」や「歯」やほかの消化器系の周波数にもチェックが入り、ブロッケードが検出されるはずです。

また、もし歯の状態が悪いのであれば、その多くは歯周病か虫歯です。したがって、レンジテストでは「細菌」の周波数でも共鳴が起こります。その細菌にはさまざまな種類があり、振動医学ではこれまでのデータの集積によって、細菌の種類に応じた周波数が一つひとつ明らかにされているので、細かく分析したい場合には、なんの細菌による滞りなのかという波動チェックもできます。

歯が悪く、よく咀嚼できない原因が、もし「歯周病」や「歯周病菌」にあるとすると、おそらく免疫力にも問題があるに違いありません。その場合は、「免疫力」の周波数でもロッド（波動センサー）が反応します。

また、免疫力が衰えているときの原因でいちばん多いのは、糖尿病です。糖尿病は、免疫力を著しく低下させてしまう病気なのです。そういうケースでは「糖尿病」の周波数スペクトルにもチェックが入るはずです。

それでは糖尿病が発症するのはなぜなのか。今日の医学では、「膵臓《すいぞう》」が分泌しているインスリンの分泌不全が原因であるとされています。

さらに膵臓の機能が衰えてインスリンが分泌されなくなっているのは……と、その原因をどんどん辿っていくと、多くの場合、その連鎖は網の目のように全身に広がっていきます。ある臓器の症状は、その臓器だけの単独の問題で発生しているわけではなく、いろいろな臓器とのつながりのなかで出てきているのです。

病気とは、症状で見るかぎり、ある臓器や組織の異常のように思えます。しかし私たちが問題にしなければいけないのは、症状の背後にある全身の状態――ストレスや精神状態など、心のあり方を含めたホリスティックな（全身的な）状態なのです。

今、お話をしたのは西洋医学によって明らかにされた「病気の流れ」です。

パウル・シュミットは、東洋医学の「経絡」「気の流れ」に着想を得て、それとは別に、気の見地から、このようなつながりを全身のエネルジェティックな流れとして再構成しました。それが257ページの「人体の制御図表」です。

◎複数の周波数で共鳴が起こるケース ③系統だったハーモナイズ

その「人体の制御図表」には、まるで配電図のように、エネルジェティックな流れ、つながりと周波数が細かく描かれています。このような形で「人体の制御図表」が完成し、発表されたのは1992年のことでした。

この図を正しく読み解くためには、振動医学のハイレベルな知識が必要です。したがって十分に説明しようとすると、非常に煩雑《はんざつ》になってしまうので、ここでは詳しい説明は省きます。しかし、図を眺めるだけでも、それぞれの臓器が波動的に結びつき、また互いに関連し合っている様子はわかると思います。

つまり「人体の制御図表」を使うことで可能になるのは、一つひとつの部分ではなく、生命エネルギーの流れに沿って行う系統的なハーモナイズです。実際には、現在のバイオレゾナンスの主流機は、それらのプログラムを組み込んだコンピュータで制御されているため、図の基本的な理解がなくても、系統的なハーモナイズができるようになっています。

系統的ハーモナイズは、たとえば、気管支にブロッケードがあった場合、「人体の制御図表」を立てて見て、いちばん左下の「気管支」の86（実際は86・00）の周波数をまず使います。ただ、これだけでなく、そこへ流れ込んでいる気の流れを活性化させるために、その列のいちばん上の「視床」の数字91、93、97、そして、さらにその上のブロックの右端の列（上に「脳下垂体前葉 追加の流れ」とある列）の85、87・5（実際は87・50）、90、98という周波数のすべてを使って波動調整を行うのです。

「人体の制御図表」では、表の上位にあるものほど、気の流れが上流にあるということです。ハーモナイズでは、気の滞りの源から徐々にその流れを遡りながら調整をしていくプログラムが、バイオレゾナンスが推奨する方法です。

これに従ってハーモナイズすれば、気管支の周波数を単独で行うより、ずっと効果的に気の流れの滞りを解消できるのです。

容易にできるようになった連続ハーモナイズ

何度も繰り返しますが、パウル・シュミットのバイオレゾナンスは、臓器的な症状、臓器そのものを問題にしたり、そこには働きかけをするものではありません。その働きの背景にある気の流れを問題にします。

ただ、このように系統だった波動のトリートメントは、従来の方法では、非常に煩雑で、ハーモナイズを徹底的に行おうとすれば、関連するより多くの周波数が必要となり、大変な作業でした。

たとえば、「歯」の場合は78種の周波数があります。「肺」の場合は、さらに多く142。「動脈」になると、完全なハーモナイズを行うためには210もの周波数を送波しなければばなりません。「動脈」なら210回もの手作業を繰り返さなければなりません。

しかし、コンピュータシステムを用いた実践機が、それを画期的に変えました。それらがプログラム化されたため、そのプログラムを指定するだけで、連続的なハーモナイズが自動的に行えるようになったのです。「歯」なら、プログラム番号と時間をセットすれば、78の周波数によるハーモナイズが、自動的に進められていくのです。

この内蔵プログラムを用いる画期的な方法が実現したことにより、パウル・シュミットのバイオレゾナンスは第二段階、すなわち本格的な実用化時代に入ったといえるでしょう。バイオレゾナンス・メソッドを臨床に活かす医師や治療家も増えたし、家庭で用いる一般ユーザーも飛躍的に増えたのです。

第3章

〝身の回り〟の危険因子を探る

私たちが直面する環境の危機

この章から、私たちが日々暮らしている生活環境、身の回りに潜むさまざまな気に対する波動的なマイナス要因、危険因子を点検しながら、パウル・シュミットのバイオレゾナンスに基づく健康法を説明していきたいと思います。

身の回り、生活環境全般を点検していきますが、一応の括《くく》りとして、環境全般と衣（第3章）、食（第4章）、住（第5章）の順に見ていきます。

環境といえば、私が上智大学に留学した1960年代、日本では「公害」が大きな社会問題になっていました。急激な発展を遂げつつある中国などが今抱えているような諸問題が、そのころの日本で一挙に吹き出していたのではなかったかと思います。

川や海の水は、工場が垂れ流す有毒な廃液で汚染され、大気は、煙突や車から吐き出されるガスで汚され、人びとに多大な健康被害をおよぼしていたのです。「水俣病」「イタイイタイ病」「四日市ぜんそく」などの名前を今でも覚えています。とくに九州の水俣で発生した有機水銀中毒は、公害病の悲劇として世界中に発信され、「ミナマタ」の名前はドイツでもよく知られていました。

日本にやってきた私にとって、そのような現状はじつにショックでした。大学近くの神田川もまっ黒な水が悪臭を漂わせていました。ドイツであこがれていた「自然と調和した日本文化」というイメージがもろくも崩れ去ってしまったのです。

あれから半世紀もの月日が流れ、日本もずいぶん変わりました。川の水もだいぶきれいになり、魚も戻ってきているようです。どぶ川だった神田川も、野鳥が飛んでくるほどになっていると聞きました。

そればかりか今日の日本は、工場の廃液処理分野では世界一の技術国になり、車の排気ガス対策でも最も進んだ国の一つになっています。環境産業は、今や日本経済を支える重要な輸出産業になっています。そこには日本の優秀な技術力だけでなく、やはり「自然との調和」を上手にはかろうとする伝統的な価値観が生きている気がします。

最近の日本からは、「公害」という言葉もあまり耳にしなくなりました。けれども、それにかわって、地球規模の環境問題が深刻化し、日本でもドイツでもその対策が緊急の課題になっています。

たとえば世界的な森林破壊と砂漠化の進行。二酸化炭素による地球温暖化。それに伴う異常な気候変動もあちこちで起こっています。また、環境ホルモン（化学物質）による自然界の新たな汚染も進行中です。エネルギー資源の枯渇《こかつ》。人類を悲惨のどん底に突き落としかねない核兵器や原子力の危険性（東京電力福島第一原子力発電所の事故では、放射能汚染の影響やその処理など、未解決問題も多く、依然深刻です）。これらはどれをとっても、もはや企業レベルの責任問題にとどまるものではありません。世界全体を危険にさらすグローバルな「文明の問題」であり、それだけに解決が難しいのです。

「自然を守る責任」を憲法に明記したドイツ

こうした文明の危機を前にして、エコロジー意識が世界的に高まってきました。

「エコロジー」とは本来、生物学の一分野である生態学のことで、生物がどのように自然のなかで生きているかを探る学問です。語源は、家屋の集まりや集落を意味するギリシャ語の「オイコス」といわれます。ついでですが、エコノミー（経済）という言葉も同じ「オイコス」から派生した言葉です。

ドイツはよく「環境先進国」「エコロジー先進国」といわれます。

たとえば、自然保護を政策的な課題として掲げる「緑の党」が、世界で最初に誕生したのはドイツでした（「緑の党」は反原発や反核、自然保護を訴えて1979年に生まれ、人びとの環境意識の高まりとともに、強い影響力を持つようになりました）。

またドイツ政府は、「包装材リサイクル規制法」をはじめとして、世界にさきがけて環境保護的な政策をとってきました。1970年代には「環境保護計画」「環境教育計画」が定められ、小学校から高校まで体系的な環境教育が行われています。

1994年にはドイツ憲法に、「次の世代のために自然を守る責任」のあることがつけ加えられ、環境政策を大きく推進させることになりました。

日本人とこうした話をすると、「ドイツ人がそんなに環境保護に熱心なのはなぜでしょう」と尋ねられます。一つは国土の広さが影響しているかもしれません。狭い国土の中で、少ない自然を大切に管理していこうという発想が強いのです。

ドイツの田舎に行かれたことのある人は、日本の自然とドイツのそれが大変異なることに気づかれたと思います。田園風景も森林の眺めも、日本とはずいぶん違います。気候や風土にも影響もあるでしょうが、それだけではありません。

前述の「ドイツ振動医学研究ツアー」の参加者の一人が、「ドイツの自然はよく手入れされていますね。どこへ行っても公園のようです」と言っていました。確かに日本から来た人は、そういう印象を持たれるのでしょう。

たぶん根っこのところには、日本人とドイツ人の自然観の違いがあると思います。

日本人とドイツ人の自然観

日本は四季がはっきりしており、自然の変化も豊かです。日本人は昔からそういう自然に親しみ、自分も自然の一部であると感じてきました。意外に思われるかもしれませんが、ヨーロッパ人が自然に親しみを感じるようになったのは、ごく最近のことです。

「人間は、神から自然を管理する役目を与えられている」というキリスト教の影響で、欧米では、人間は自然の一部というより、自然の管理者であると考えられてきました。管理されない、ありのままの自然は、『ヘンゼルとグレーテル』や『幸せの青い鳥』の童話に出てくる森のように、どちらかというと恐れや不安をかきたてるものでした。

自然を美的にとらえ、四季折々の変化に自分の人生や心を重ね合わせてきた日本人とは、その自然観がだいぶ異なります。

そのことがよくわかる例をお話ししましょう。

ドイツには商品のほとんどに「緑のポイント」と呼ばれるマークがついています。マークがついた商品の包装材は、「包装材リサイクル規制法」でリサイクルが義務付けられており、包装材メーカーなどが１９９０年に設立したＤＳＤという一種の公的企業が、メーカーから支払われる委託料によって、リサイクル業務を行っています。

もちろん各家庭も、この法律に従って、ゴミの分別が義務付けられており、そのおかげでドイツでは、それ以降、ゴミの量が大幅に減っています。

日本でも「緑のポイント」とよく似たマークを見かけます。「エコマーク」と呼ばれるそのマークを初めてじっくり見たときに、私はとても驚きました。そこに書かれた「地球にやさしく」という言葉にびっくりさせられたのです。

日本人の環境意識はとても情緒的だと思いました。情緒に訴えるという発想は、法律でルール化し、厳格に管理しようとするドイツ人にはありません。

環境保護という観点からは、どちらが有効なのでしょうか。

人も自然の一部という東洋医学の発想を忘れてしまっている日本人が多くなっているのに、環境問題などでは、自然をこのようにとらえ、自然に情緒的な共感を寄せているのです。これが日本人の本来の自然観なのかもしれません。その発想も大切でしょうし、欧米のように、自然を管理するのは人間に与えられた仕事だと考えて、厳しく管理していく発想も必要であるに違いありません。

地球規模で自然破壊が進行し、人類の存続さえ危機にさらされようとしている現在、自然に対する日本的な共感の心と、自然を積極的に管理するというヨーロッパ的な姿勢と、その両方がなければ、自然保護は成功しない気がします。

たとえば、ときどき話題になる捕鯨問題などでも、同じことがいえるのではないでしょうか。

伝統的に捕鯨を生業としてきた日本の漁村には「鯨塚」というものがあり、貴重な食や富をもたらしてくれるクジラに感謝し、死んだクジラの「いのち」を人間と同じように供養することが行われてきたそうです。また漁業の神さまとして祀ってきた地域もあると聞いたことがあります。

欧米の反捕鯨運動家たちは、クジラも人間も同じ自然の一部と感じ、この巨大な「魚」に日本人が寄せる感謝や憐れみ、また畏怖《いふ》の気持ちをどこまで理解しているでしょうか。しかし情緒的な感情だけでは、現状を変えることはできません。かつてのような乱獲を放置していたら、クジラは減る一方で、絶滅してしまうでしょう。水産資源としても、クジラを保護し、その捕獲を厳格に管理しなければならないのも事実です。

自分も自然の一部と感じ、それに共感する心と、それを守り、管理する姿勢――。自然保護や環境保護には、その両方が必要なのではないでしょうか。

最も身近な環境「衣食住」のリスク

公害や地球温暖化の問題が起こり、人間の生存にとって環境がとても大事なものであることが理解されるようになりました。

今、多くの人が「人類は危機に瀕している」という危機意識を持っています。「今、なんとかしなければ手遅れになる」と考えている人がほとんどだと思います。

そういうとき大多数の人は、熱帯雨林の減少とか、化石燃料消費の増大とか、地球温暖化とか、世界的なテーマを頭に浮かべています。

けれど環境問題は、そういう大きな問題だけではありません。身近なところにもさまざまな環境問題が存在しています。もっとリアルで、私たちの健康に直接的な影響をおよぼすような、差し迫った問題がたくさん存在しています。

私たちにとって、最も身近な環境は「衣食住」です。

体にいちばん近いところにあり、絶えず皮膚と触れ合っている「衣」。口を通して、自然を体に取り入れている毎日の「食」。そして、暮らしの場所である「住」。

地球規模の大きな環境も大事ですが、私たちの体が最も強く影響を受けているのは、「衣食住」といういちばん身近な環境です。

自然が破壊され、地球規模の環境が危険なものになるほど、この身近な環境にもリスクが増えて、私たちの健康を損ないやすくしているのです。

まず、「衣」について考えてみましょう。

「衣」に潜む危険因子

私自身の体験を紹介しましょう。数年前、ドイツの衣料品店でアノラックを買おうとしたときのことです。

近ごろはドイツでも、ファストファッションと呼ばれる低価格のカジュアル衣料品店が増えています。そういう低価格商品は、ほとんどが労働力の安い中国や東南アジアで作られており、新聞などでは「粗悪品の多さ」がしばしば取り上げられています。

私はあまりそうした店は利用しません。しかしそのときはなぜか入ってしまいました。陳列品のなかに、おしゃれなアノラックがありました。前から欲しかったデザインです。「きっとあなたにピッタリよ」。妻もすすめるので試着してみました。

袖を通して、びっくりしました。全身に異様な刺激を感じるのです。あわてて脱いで、ラベルを調べると「メイド・イン・PRC」となっていました。あまり聞かない製造地名なので、店員に聞くと「チャイナです」という返事でした。

近ごろは「メイド・イン・チャイナ」よりも、「メイド・イン・PRC」となっているものが多いというのです（PRCはPeople's Republic of China つまり中華人民共和国の略称です）。

その異様な刺激の正体は、生地に用いられている染料でした。

衣料品という私たちにいちばん近い環境も、今は地球の環境と同様、さまざまな危険物に汚染されています。よく話題になるものをあげてみましょう。

● 加工剤のホルマリン（ホルムアルデヒド）……アレルギー体質の人や、赤ちゃんの敏感肌にはかゆみ、湿疹などのアレルギー症状を起こす。

● 染色剤のタール色素（合成着色料）……いわゆる環境ホルモン作用（内分泌撹乱作用）や発がん性、催奇形性などの危険性があると指摘されている。

● 化学繊維……静電気を発生しやすく、場合によっては免疫力低下や貧血、肩こり、疲労などを起こしやすい。

● 洗濯洗剤の界面活性剤……人によっては皮膚のアレルギー症状を引き起こす。

● ノーアイロン加工や形態安定加工、防臭加工、抗菌処理……アレルギー反応の可能性。

私の場合、普段から化学繊維や合成着色料使用のものは、極力避けるように心がけています。したがって体が敏感に反応したのではないかと思われます。

あるいは長年バイオレゾナンス・メソッドで波動を扱ってきたために、波動的な危険性に対する感受性が高まっており、体の無意識レベルが反応したのでしょうか。そのアノラックを身に着けた瞬間、全身が悲鳴を上げるようなショックを感じました。

これも一種のアレルギーといえるものなのかもしれません。

アレルギーというのは、自分の体にとって異質なものを排除しようとする過剰免疫の一種です。異質なものを敵と見なして免疫細胞がそれを攻撃し、その攻撃に自分の体も巻き込まれてしまい、かゆみや湿疹、ショックを起こすのがアレルギーです。

私がファストファッションの衣料品店で体験した、この小さなハプニングは、私たちを取り囲む環境がいかに異質なもので満たされているか、それがいかに大きな負担を体に強いているかを改めて考えさせる出来事でした。

それはアレルギー体質や敏感肌の人だけの問題ではありません。なぜならそれらの物質は、人の免疫機能を刺激するだけでなく、波動的なストレスを、人の生命エネルギー（＝気）が流れる場、つまり、エネルギーボディにもおよぼしていると考えられるからです。

だからこそアレルギー疾患に悩む人が、爆発的に増えているのだと思います。それまで何もなかった人が突然、発症したりします。あるいは、本来は体にとって敵ではないはずの植物の花粉や牛乳・卵・小麦製品などに対しても反応する人が増えています。

「エネルギーボディが先に病む」というシュミットの言葉を思い出してください。

人間にとって異質な物質による波動的な刺激、ストレスは、どんな人のエネルギーボディにも乱れをつくり出します。その負荷が一定レベルを超えると、ある日突然、肉体の症状となってあらわれるのだと、振動医学は考えています。

体が「昔から知っているもの」と「知らないもの」

日本人が昔から直感していたように、私たちは間違いなく自然の一部です。だからこそ自然環境が汚染され、破壊されるときは、私たちの体も汚染されるし、その健康も損なわれていくのも当然といえるでしょう。

かつて「ミナマタ」では、工場廃液の有機水銀が海を汚染し、そこに住む魚を汚染し、それを食べた水俣地方の人びとの体に、ひどい障害を引き起こしました。その原因が早くから指摘されていたにもかかわらず、その事実をなかなか認めず、対策を怠ったために、「ミナマタ」を世界に知らしめるほど、被害をエスカレートさせてしまいました。

「衣」に潜む危険性が人の体に引き起こすトラブルは、アレルギーのようなささいなものかもしれません。しかしそれは私たちの体が、自然の一部である自分にとって異質なものに対して上げている悲鳴であり、警告でもあるのではないでしょうか。

もちろん自然のものならなんでもいい、というつもりはありません。

世の中には自然は善であり、人間にとってすべてよいものであると考える素朴な「自然崇拝者」もいますが、私はそうは思いません。

たとえば、自然の紫外線も明らかに健康にとって有害です。紫外線は皮膚にぶつかると活性酸素を発生させて組織を破壊し、ひどくなると皮膚がんをつくることすらあります。それに対して人の体は、色素をつくり出すことで、危険な紫外線から身を守る自己防衛の手段を長い進化の歴史のなかで講じてきました。

これは人間だけではありません。植物も同じです。植物にはさまざまな色素が含まれていますが、その多くは活性酸素を無力化する抗酸化作用を持っており、紫外線の害を減らして組織を防衛する役目を果たしています。赤ワインのポリフェノールなども、そういう抗酸化作用を持った物質の一つです。

つまり自然は必ずしも安全ではなく、さまざまな危険に満ち満ちています。生物は自らを進化させることで自然の害を克服し、自然に適応してきたのです。

人の体の複雑さは、そういう進化の結果です。

これまでに生物として何億年もの歴史を持っているのが私たちの体です。ヒトという種としても、１００万年の歴史を有しています。

繊維の加工剤として使用されるホルムアルデヒドが、かゆみや湿疹などのアレルギー症状を引き起こすのも、人の体にはこの新しい物質に対する防御機構が備わっていないからです。私たちの体が今まで知らなかった、新しい物質なのです。

環境ホルモンや携帯電話の電磁波もそれと同じです。あと何千年もすれば、人の体は環境ホルモンや新しい電磁波にも慣れ、それと共存する新しい生体機構を発達させ、今とは違った体の仕組みに進化しているかもしれません。

しかし現在のところ、人間のテクノロジーが生み出した新しい物質は、私たちの体にとっては未知の物質であり、それをうまく無力化したり、上手に取り入れたりすることができません。その結果、さまざまな健康被害があらわれているのです。

このように人の健康を損なう有害物質というのは、基本的には、「これまで私たちの体が知らなかったもの」であると考えられます。人体はその防御機構を備えていないので、私たち自身が防御手段を講じなければなりません。

また、これまで知っていたはずのものでも、別物といえるほど従来の質や量が大きく変わり、その意味で「知らなかったもの」といえるような物質も少なくありません。たとえば、オゾン層の破壊で強く降り注ぐようになった紫外線などもそうです。

人は、これに対しても、知恵と工夫で対処してきました。紫外線をカットするUV化粧品、ガラスに貼るUVフィルムなどもそのような知恵と工夫の一つです。

衣類に関していえば、加工剤や合成着色料を用いた製品は、できるだけ使わないこと。これも知恵の一つです。私たちの体は、それらの新しい物質に対処する方法をまだ知りません。また加工剤のホルムアルデヒドは水溶性なので、使用する前に洗濯をすることで抜くこともできます。洗濯洗剤を選ぶときには、問題のある界面活性剤や芳香剤を含んだものは避けるようにします。最近は残留農薬に配慮した「オーガニックコットン」製品なども出されています。

もし自分の衣類に、自分の体には合わない危険物が含まれているかどうかを波動的に知りたければ、第4章の「食」で紹介するチェック法を参考にして行ってみてください。

自分の手で自分の健康を守ろうとするなら、生活の場面、場面で、私たち一人ひとりが工夫し、知恵を発揮することです。

意外に知られていない「静電気」のマイナス影響

加工剤や着色料と違って、有害という認識があまりなく、そのため問題にされることもめったにないのが、衣服のつくり出す静電気です。

静電気とは、物と物がこすれる摩擦によって発生する電気のことで、合成繊維の服を脱ぐときの「パチパチ」で、みなさんにはお馴染みでしょう。

なぜそんな現象が起こるのでしょうか。物質の原子は通常、原子核を構成する陽子（プラス）と、原子核の周りを回る電子（マイナス）の数が等しく、電気的なバランスが取れています。しかし摩擦によって電子が飛び出して減ったり、逆に増えたりするので、電気的なアンバランスが生じます。これが静電気の発生した状態です。

物質はこのアンバランスを解消しようと、発生した静電気を放電します。それがあの「バチバチ」の正体です。小さな雷といってよいかもしれません。

実際、暗がりで化繊の服を脱いだら火花が見えたという人もいるでしょう。車のドアにキーを差し込んだ瞬間に感じる、「ビビッ」という刺激も放電現象です。

しかし健康的に問題になるのは放電されず、むしろ体に溜まってしまう静電気です。衣服と体の摩擦で発生する静電気。また衣服同士がこすれて生まれる静電気。それらが体に帯電する現象は、これまでほとんど問題にされませんでした。けれど意外に大きな影響を私たちの体におよぼすことが、徐々にわかってきました。

たかが衣類の「パチパチ」と思われがちですが、体に溜まった静電気は、私たちの体に大きなストレスを与え、目に見えない形で健康を損なうことがあるのです。

また、たとえば静電気を帯びた体にはホコリやダニ、花粉、細菌などが吸い寄せられます。テレビやディスプレイなどの画面にホコリがつきやすいのと同じ現象です。そのためアトピーのような皮膚疾患やぜんそくなどを悪化させる恐れもあるのです。

危険なものを身につけていないかを全チェック

静電気も、私たちの体がよく知らないものです。もちろん、厳密にいえば人類が衣を身につけるようになったころから、静電気は発生していたはずです。しかし綿や絹、麻などの天然繊維は、合成繊維に比べて水分を多く含んでいるために、自然放電が行われやすく、体に帯電することはあまりなかったはずです。

静電気という新しい刺激に、私たちの体が絶えずさらされるようになったのは、ナイロンやポリエステル、アクリルなどの合成繊維が開発されてからのことです。それらは石油から化学的に合成されたもので、保温性に優れ、強くて軽いという長所がありますが、吸湿性が少なく、静電気を発生しやすいのです。

静電気の害を防ぐには、まず合成繊維の衣類は避けることです。しかしこれだけ合成繊維が普及し、また「100%天然素材」がすっかり高級化してしまった現在では、それをパーフェクトに実行することは、ほとんど不可能といえるでしょう。さらに衣類だけでなく、イスや車のシートなどとの接触によっても静電気は発生します。

そこで発生した静電気を、すみやかに放電する方法を覚えておきましょう。

手軽な方法としては、通電性の高いものに手を触れて静電気を逃すことです。室内であれば壁や木材、水道栓などの金属、革製品、また戸外であれば、地面に手をついても放電できます。しかしそれは一時的なもので、静電気はすぐに溜まってしまいます。

いちばん有効なのは、革底の靴をアースにして、体に帯電した電気を常に地面へ逃してやることです。絶縁体であるゴムやビニールを用いた運動靴・スニーカーでは放電ができず、静電気は体に溜まる一方になります。

私が初めて来日したときは、下駄をはいた人をよく見かけました。最近はなぜかほとんど見ることはありませんが、静電気に対しては、理想的な履物といえます。

また、これは第5章の住環境でも述べますが、靴を脱いで上がる日本の家屋の畳や自然木のフローリングなども、静電気対策として理想なものです。スリッパなどを履かないで、素足で畳や床に接する機会を増やせば、静電気は自然にしっかり放電できるのです。

下着や衣服、履物、アクセサリーなどの危険性

静電気以外にも、「衣」という最も身近な環境には多くの危険が潜んでいます。そのなかから、とくに注意していただきたいことを取り上げてみましょう。

「衣」を衣類だけでなく、「身につけているもの」と定義すると、①下着、②衣服、③履物（靴下、靴）、④帽子・手袋、⑤アクセサリー（ネックレス、ブレスレット、アンクレット）、⑥眼鏡に分けられます。

①下着　金属製のワイヤーがついた女性下着を着用していると、その金属が電磁波を誘導し、乳がんの可能性が高くなるといわれています。また金属製のジッパー、ベルトのバックルなどにも同様の危険があります。

乳がんに関しては以前から、送電線や家電が発する電磁波被曝とのかかわりが指摘されています（ＥＵの「バイオイニシアティブ国際報告」など）。金属は電磁波を誘導しやす

いために、ブラジャーのワイヤーが受信アンテナになって電磁波を集め、それが発がんのリスクを高めてしまうことが懸念されているのです。

②衣服　合成繊維が発生させる静電気がホコリ、ダニ、花粉などを吸い寄せてしまうことを述べましたが、そこにはカビや病原体も含まれています。

２０１０年秋に東京で開催されたドイツ振動医学のワークショップでは、参加者の一人に実験台になってもらい、バイオレゾナンス・メソッドでその衣服を調べたところ、各種のカビ・真菌に強い反応が出ました。とりわけ反応が大きかったのはカーディガンでした。そのカーディガンはクリーニングから戻ってきたばかりだという話でしたから、クリーニング店で汚染されたのかもしれません。いずれにしてもアトピーや喘息《ぜんそく》、花粉症のある人は、衣服に付着するホコリ、ダニ、花粉、カビなどにも十分な注意を払うべきです。

③履物　靴など履物は革底ならアースされますが、ゴムやビニールの場合は、電気を通さないため体に静電気が溜まります。日本の伝統的な下駄や草履は、湿気がこもらないという快適さにおいても理想的な履物です。

余談になりますが、何年か前に実施された「ドイツ振動医学研究ツアー」において、興味深いシーンがありました。ミュンスター市のマンフレッド・デーネケ氏の治療院を訪れたとき、ツアー参加者の一人が、足の関節が痛いと訴えました。デーネケ氏は、もともとスポーツ医学が専門で、長い間ドイツ軍のスポーツトレーナーを務めてきました。選手の健康管理にバイオレゾナンスを応用して多くの実績をおさめ、名誉連邦トレーナーにも任命された治療家です。

その男性の足と靴を調べていたデーネケ氏が、いきなりバイオレゾナンス実践機を用いて、靴のほうのハーモナイズを始めたのです。スポーツトレーナーとしての経験から、その人の足よりも、まず原因である靴に注目したのでしょう。物質の波動には極性（回転方向）があり、そのときのハーモナイズでは「極性の修正」を行ったとのことでした。

それ以降、かなり強行軍のツアーであったにもかかわらず、靴はその参加者の足にぴったりフィットし、足の関節の痛みはもう起こらなかったといいます。

私も靴ではないけれど、同じような経験をしています。車を買い替えてから短時間の運転でもひどく疲れるようになっていたのですが、運転席のシートで同様の極性修正を行ったところ、ウソのように疲労を感じなくなりました。

④帽子・手袋　静電気が発生しやすいのが帽子や手袋です。１００％ウールや革製にするのが最も安全です。できない場合は、先に述べた放電を心がけてください。ダニやカビなどの付着にも十分気をつけましょう。

⑤アクセサリー　ネックレスやブレスレット、アンクレット、ピアス、腕時計のバンドなどで、いちばん心配になるのは金属アレルギーでしょう。金属が直接アレルギー反応を引き起こすのではなく、金属から溶け出た金属イオンと体のたんぱく質が結びついて、皮膚炎などのアレルギー症状を引き起こすアレルゲンになります。

またパウル・シュミットによれば、金属製のネックレスやブレスレットなどの閉じた輪状のもの（指輪は大丈夫です）は、そこにエネルギーブロッケードを発生させ、その人がもともと持っている生命力を大きく減退させるということです。輪が一カ所でも切れていて閉じていなければ、心配はないようです。一部にプラスチックなどをかませた「つなぎリング」も安全です。

⑥眼鏡　金属製のメガネフレームは電磁波を誘導するという専門家もいますが、デーネケ氏は、むしろフレームやレンズの加工度のほうが波動的な影響は大きいと指摘していま す。素材の加工度が高ければ高いほど、私たちの体にとって未知の物質であり、体にスト

レスを与えることになるというのです。

細くても折れにくいプラスチックのフレームや、軽くて薄いプラスチックレンズは、非常に便利で有用性の高いものですが、それだけに加工度も高く、注意が必要です。これも前述のようなバイオレゾナンス実践機で、「極性の修正」を行えば、心配は取り除くことができます（新システムＲＡＨをお持ちの方は、プログラム番号01・20を使ってハーモナイズを行います）。

この章では「衣」に関する問題をいくつか紹介してきました。

しかし現代人の生活で、さらに深刻な問題をかかえているのが「食」です。「食」について振動医学はどんな提言を行っているか、それを次に見ていくことにしましょう。

第４章

「食の安全」を波動的に検証する

大事にしたい「いただきます」の精神

私がいちばん好きな日本語は、「いただきます」と「ごちそうさま」です。

最初は、人に対する感謝の言葉だと思いました。ご馳走してくれる人や、料理してくれた人への、お礼の気持ちをあらわす言葉であると。

ところが、ご馳走してくれた人や、台所で料理してくれた人も、食卓では同じように「いただきます」「ごちそうさま」を言います。お祈りのように、手を合わせる人もいます。

そのうちこの言葉は、その場にいる人だけに向けられているわけではないと気づきました。ご飯であれば、丹精してお米を育ててくれた農家の人。その稲を育んだ日差しや雨、土壌などの自然。さらには食物となって私たちの生命を養ってくれる、植物や動物の「いのち」そのものに対しても、感謝するのが「いただきます」「ごちそうさま」だったのです。ですから一人で食べるときも、それを声に出して言う人が少なくありません。

ドイツには、そんな言葉はありません。「グーテン・アペティート」という挨拶はありますが、直訳すると「よい食欲を」。会食でテーブルを一緒に囲む相手に言います。レストランの客に対して、店の人が言うこともあります。

一人でも食卓に向って言う「いただきます」とは、まるで違います。敬虔《けいけん》なクリスチャンは、食事の前に感謝の祈りを捧げます。しかしそれは「今日の糧」を与えてくださった神様に対するものであり、やはり日本の「いただきます」とは異なります。世界的にもそういう言葉を持った民族はほとんどないようです。

人間は大自然の一部であると見なし、日々の食事を通して体をつくり、健康を支えてくれている大自然の「いのち」に感謝する。食べることで「いのち」をいただくという発想は、日本人特有のものです。

今日、人類が必要としているのも、このような発想ではないでしょうか。

その一方で、現代人の「食」をとりまく状況を見ると、寒々とした気持ちになります。化学肥料の使いすぎによって、やせ衰えた土壌で栽培され、本来の栄養や味わいを失ってしまった農作物。工場化された飼育舎で育てられ、薬漬けにされている家畜たち。さまざまな薬剤の使用で人工的な色や味をつけられ、不必要にきれいに、また腐りにくくなった食品の数々。レトルトやインスタント、冷凍食品……。

もともとの生命力を失った食品が氾濫しています。

利便性や生産性を追求するあまり、食べ物の「いのち」に対して、私たちが鈍感になってしまったことが招いた結果のような気がしてなりません。

それがさまざまな形をとって、私たちの健康に大きなリスクをもたらそうとしています。体を養うための「食」が、逆に体を危険にさらすとは、なんという皮肉でしょう。

この章の限られたページ数で、健康的な食生活にとって重要なことがらを網羅《もうら》するのは不可能です。そこでバイオレゾナンスの観点から、大きな影響をもたらす典型的な例を三つほどあげてみたいと思います。

第一は、私たちが毎日口にする「水」です。第二は、今日の栄養学では言及されることの少ない「酸とアルカリのバランス」について。そして第三が、最近の「食」事情に関して、バイオレゾナンスの立場から問題を指摘してみたいと思います。

軽視していないか「生命の源＝水」

私の住むドイツの南バイエルン州は有名なビールの産地です。州都ミュンヘンは、日本でもよく知られていると思います。この地方がビールの生産に適しているのは、その気候だけでなく、アルプスの美味しい水がふんだんにあるからです。

ときどき「ドイツ人は水がわりにビールを飲むって本当ですか」と聞かれます。もちろんそんなことはありません。少なくともフランス人のワインのようなことはないのです。ミネラルウォーターはよく飲みます。ただドイツのミネラルウォーターは、ほとんどが微発泡の炭酸水なので、日本から来られる方は一様にびっくりするようです。

ここで、まず水を取り上げるのは、1日1・5～2ℓもの量を摂取すべきとされている水は、私たちの健康にとても重大な意味を持っているからです。

生命は海で生まれたといわれます。実際、胎児は羊水の中で育ち、生まれたばかりの赤ちゃんは体の80％が水分です。そのパーセンテージは年齢が高くなるにつれて減少し、大人はおおむね65％前後（女性は60％前後）、お年寄りの場合は55％前後とされています。

私たちが摂取する栄養や酸素も、血液中の水分に溶けて全身に運ばれます。血液を浄化している腎臓には、1日千数百ℓもの血液が運ばれ、そのうち約1・5ℓが尿となって老廃物とともに排出されます。

つまり私たちの体と周りの環境は、水を介して栄養や老廃物をやり取りしています。言い換えれば、人の体と環境の相互作用のなかで、最も中心的な役割を担っているのが、あなたも私も毎日、何気なく飲んでいる水なのです。

水道水にも危険がいっぱい？

このことからも汚れた水は、体に大きな負担をかけることが想像できます。しかし生命と健康の源ともいうべきその水を、人類は自分の手で汚染してきました。海や河川がこうむっている深刻な水質汚染は、あえて私が指摘するまでもありません。

水質汚染の原因は、①汚染の70％を占める家庭排水（とりわけ合成洗剤）、②各種の工場廃液、③殺虫剤や除草剤などの農薬、④下水や畜産業の廃棄物によるバクテリアなど、じつにさまざまです。

その水道汚染が、私たちの健康をおびやかすようになっています。

ドイツでは水道水の安全については、行政当局が細心の注意を払っています。日本でも同様でしょう。しかし水道の浄化システムをすり抜け、人の体に重大な影響をおよぼす可能性のある危険物質が数多く指摘されています。

- 合成洗剤の界面活性剤
- 医薬品（抗生物質や向精神薬、X線造影剤、抗アレルギー剤、避妊薬など）

● 水道水の消毒に用いられる塩素

ドイツでは水道水への塩素の使用は義務付けられていませんが、日本では病原性微生物を除去する目的で、水道水の塩素消毒が定められているようです。その殺菌作用からもわかるように、塩素には強い毒性があります。ただ、用いられた塩素のほとんどはアンモニアなどと反応して消えてしまいます。そのため安全だと見なされてきました。しかし最近のアメリカの研究などから、動脈硬化や心臓病との関連が疑われるようになっています。

● トリハロメタン

水中の残留塩素は、条件が整うと有毒な有機塩素化合物を合成します。トリハロメタンもその一つで、肝障害や腎障害を引き起こすことがわかっています。また発がん性や催奇形性も指摘されています。

当然、ドイツでも日本でも水道水には安全基準が定められており、その基準内であれば人体にはほとんど影響がないとされています。安全性の基準に関しても、さまざまな疑問が出されていますが、それらの検討は専門家に譲ったほうがよいでしょう。

ここで私が問題にしたいのは、波動的な問題です。

波動的な見地からすると、水は波動を転写しやすい物質です。物質は微量でもその波動的な影響力は小さいわけではありません。たとえば、肉体的な障害や故障を引き起こすほど高濃度ではなくても、私たちの気の流れの場であるエネルギーボディは強い影響を受けるし、その負荷が大きくなるほど滞りが発生しやすい状態になります。

自然の水と水道水ではまるで違う結晶形

スイス国境に近いイーバーリンゲンにあるハガリス社は、水の水質検査を行う会社です。同社が採用している検査法の一つに、水のサンプルを結晶させ、その形状を調べる視覚的なテストがあります。

このテストは、私たちにも非常に興味深いものです。

たとえば、山奥の泉から採取した、夾雑物《きょうざつぶつ》の少ない純度の高い水を凍らせると、雪の結晶に見られるような正六角形の結晶を作ります。3本の対角線から派生する枝も、ほぼ60度の角度で伸びています。自然の見事な造形に驚かされます。

ところが、水道水を凍らせても美しい幾何学模様はできません。正六角形もなく、60度に伸びた枝もない、90度に交差するだけの無機的な結晶です。

安全性の問題は抜きにしても、これを見れば水道水が、いかに水の自然状態から遠く離れたものであるかがビジュアル的にも納得できます。

面白いのは、その水道水を波動的に処理したあとの結晶です。バイオレゾナンス・メソッドを応用してルードヴィッヒ・テラーというドイツの技術者が開発した装置を通した水道水には、再び美しい結晶があらわれるのです。

その装置の内部にはさまざまな鉱物が詰められています。いずれも、水を純化するために選ばれた周波数を持つ鉱物です。このように水はその間を通過しながら周波数スペクトルと呼ばれる数多くの波動を浴びて波動調整され、本来のエネルジェティックな状態を回復すると考えられています。

それによって水を活性化するといっていいでしょう。したがって、この装置を「活水器」と呼びます。同様のことがバイオレゾナンス実践機でもできます。

活水器は、その中を通った水を波動的に整えて、エネルジェティクな活力を付与するものです。したがって水に混じった残留塩素などの夾雑物を物理的に取り除くのではありません。

なおテラーのこの研究は、2002年の「ドイツ環境賞」審査において高い評価を受けました。

バイオレゾナンスでは、このように水の汚染には洗剤や塩素による物質的な汚染と、エネルジェティックな汚染があると考え、その対策も健康法の柱の一つにしているのです。

水に波動を転写する

ドイツにはホメオパシーと呼ばれる伝統的な療法があります。世界中で行われている療法で、大学医学部のカリキュラムに組み込まれていたり、保険が適用されたりする国も少なくありません。

ホメオパシーの歴史は、200年前に遡ります。

ヨーロッパに自生する多年草で、ラテン語で「美しい淑女」の意味を持つベラドンナというナス科の植物があります。副交感神経をマヒさせ、最悪の場合は人を死に至らしめる猛毒を持つこの植物は、「魔女の草」とも呼ばれます。

ホメオパシーの創始者であり、化学者でもあったドイツ人医師サミュエル・ハーネマンは、このベラドンナのエキスを一滴、水に垂らして薄めました。それをさらに薄める作業を繰り返し、ほとんど水と変わらない液体（現代的にいえば、ベラドンナの粒子は一粒も混じらないくらいの希釈水）をつくりました。その溶液を熱痙攣《けいれん》に苦しんでいる患者に投与したところ、劇的な改善が見られたとされています。

毒性物質としてのベラドンナエキスは、薄められ尽くし、もはや液体中に存在しないに等しいにもかかわらず、その作用をあらわしたのです。しかも毒としてではなく、人の体に良好な結果をもたらしました。

「薬とは薄められた毒である」「毒性を弱めれば薬になる」。

これらは今日の薬学でベースとなる考え方の一つです。

事実、ベラドンナの成分は、痛みとか痙攣を鎮めるために市販の胃腸薬や感冒薬などに用いられています。眼科で行われる眼底検査の際に、瞳孔を開かせる点眼剤として使われるのもベラドンナ由来の薬剤です。

ハーネマンは、この「毒性を弱める」を極限まで推し進め、物質的にはベラドンナがもはや存在しない液体をつくりました。

「不思議なことではない」と、ハーネマンは言っています。「自然物質にはどれも〝純粋な力〟がある。それを揺り起してやれば、物質としての作用はいらない」

これがホメオパシーの基本的な考えです。ハーネマンの言葉を振動医学的に解釈すれば、〝純粋な力〟とは、ベラドンナの波動（ベラドンナエキスの周波数）ということになるでしょう。ですから、ハーネマンが行ったのは、ベラドンナの波動の水への転写といえるのではないでしょうか。

この例からわかるのは、「波動的な情報を転写しやすい」という水の特徴です。この特徴を利用すると、バイオレゾナンス実践機を使って、さまざまな波動を自宅の水に転写して楽しむようなこともできます。しかし、この水の特徴がマイナスに作用する場合もあります。たとえば次章で見る電磁波の影響を受けるようなことです。ですから、強い電磁波を発する家電の近くに、ミネラルウォーターなどのボトルを置くようなことは避けるべきなのです。

無視されてきた食品の「酸とアルカリ」

「食」に関する第二のテーマ、「酸性とアルカリ性」の話に入ります。

100年以上も前から、「肉に含まれる含硫アミノ酸は体を酸性化する」「健康にはアルカリ性食品のほうがよい」と主張されてきました。

一方、その考えは間違いという意見もあります。とくに日本では、「体が酸性化することはなく、酸性とアルカリ性に食品を分類することには意味がない」「非科学的だ」という見方が、栄養学では支配的だと聞きます。

本書執筆にあたり、日本の友人に確認をしたところ、最近は少し情勢が変わってきたそうです。かつては日本でも、「酸性食品とアルカリ性食品の分類」が盛んに行われていたことがあったようです。それがすっかり影を潜めていたけれど、最近また少し変わり、たとえば管理栄養士の国家試験のテキストにも、「食品の酸性・アルカリ性」が取り上げられるようになったということです。その友人は、「栄養学者の見解もだいぶ変わってきたのではないか」ということでした。

酸性とアルカリ性に食品の分類を「非科学的」と非難する人があげる根拠の一つは、そもそもが、「人の血液はpH7・35~7・45という弱いアルカリ性にコントロールされているから」ということです。

つまり、何を食べても体内でpHのコントロールがなされているから、摂取する食品の酸・アルカリを問題にしても意味がないというわけです。

確かにそうではありますが、しかし、例外もあるのです。重篤な病気や、激しい運動によって、酸・アルカリバランスが変化することがあります。そのバランスが崩れるとアシドーシス（酸血症）を起こし、死に至ることもあるのです。

特殊な場合を除くと、血液は確かに弱アルカリ性に保たれています。しかし、それは、そうなるように私たちの体がある種の犠牲を払っているからにほかなりません。言い換えれば、酸性食品を取りすぎる人の体は、弱アルカリ性を保つために過重な努力を強いられているのです。その結果、さまざまな臓器に負担がかかります。

たとえば、肉などの酸性食品の過剰摂取は、骨のカルシウムを溶かし、骨粗鬆症の危険を高めることが知られています。骨のカルシウムを溶かすことで、血液の弱アルカリ性を維持しようとするのです。ＷＨＯ（世界保健機構）の報告のなかにも、酸性に傾いた血液をカルシウムで中和するために骨が溶けることが指摘されています。

このように酸性化で引き起こされる病気のうち、そのメカニズムが医学的にも明らかになっているものには痛風、リューマチ、結合組織の病気などがあります。しかし酸性食品の怖さはそれだけではありません。

バイオレゾナンスが提唱する「酸とアルカリのバランス」

ところで、酸・アルカリの度合はpH（ペーハー、これはわがドイツ語読み。英語ではピーエイチ）という単位であらわされます。中性はpH7。それより小さい数値は酸性、大きくなるとアルカリ性に分類されます。

酸血症などの場合を除けば、私たちの血液は前述のようにpH7・35～7・45の間の弱アルカリ性で、食事によって酸性になることはほとんどありません。

しかし血液以外は、必ずしもそうではありません。実際、尿はpH4・4～8・0の間で変化しているし、口腔内は食事をするとたちまち酸性になり、pH5・5を切ると歯のカルシウムが溶け出します。

こうしたpHの変化は、さまざまな影響を体におよぼします。なぜなら酸とアルカリは、人体における化学的基礎調整を決定的に左右していて、呼吸や循環、消化、排泄、免疫、また大切な酵素やホルモンの働きもそれによって変わってくるからです。細胞レベルでいえば、人の体をつくるたんぱく質分子や細胞成分の構造、細胞膜の浸透性、またコラーゲンのような結合組織の状態も違ってきます。

したがって、いろいろな臓器がしっかり機能するには、酸・アルカリバランスは適正でなければなりません。腎臓はもちろん、肝臓や胆のう、膵臓、小腸、大腸といった消化器官は、酸・アルカリのバランスが取れていなければ、最良の状態では働けなくなります。

また、バクテリア、ウイルス、寄生虫などは主として過度に酸性になった環境を好むようです。この意味からも、酸・アルカリのバランスを保つことはとても大切であると私たちは考えています。

体を酸性に傾けてしまう原因には、内因性と外因性の二種類があります。

内因性は、体の内部でつくられた酸によるものです。

たとえば、筋肉を酷使すると乳酸が溜まりますが、「疲労物質」といわれるこの物質も、体の酸性化に一役買っています。また糖尿病のような代謝障害でも、酸が過剰になることがあります。

そのほか、腸内でも炭水化物の分解過程で酸が生じます。胃酸の過剰分泌も酸性症の大きなリスクの一つです。もちろん、どのような食品を摂取するかも重要です。

酸というとみなさんは、酢のような「酸っぱい」食品を思い浮かべるかもしれません。日本なら梅干でしょうか。ドイツなら、ザウアークラウトが酸っぱい食べ物の代表です。

〈表2〉食品の酸とアルカリ ―― 腎臓への潜在的酸負荷(PRAL)

単位：mEq（ミリ当量）/100g　　ーはアルカリ。それ以外は酸

トーストブレッド	4.20	栗	-9.73	コニャック	-0.07
小麦粉（薄力粉）	4.98	落花生	6.68	赤ワイン	-1.82
スパゲティ	6.89	ココナッツ	-3.43	白ワイン・ドライ	-1.73
コーンフレーク	2.63	マカダミアナッツ	1.30	カレーパウダー	-32.81
チーズケーキ	5.22	ごま	2.64	ケッパー	-32.34
鶏卵	9.96	竹の子	-7.03	ウコン	-46.67
りんご	-2.36	オリーブ油	0.02	ブラックペッパー	-25.36
バナナ	-7.46	なたね油	-0.02	ウスターソース	-13.47
いちご	-2.54	ごま油	-0.45	フレンチドレッシング	-0.97
グレープフルーツ	-3.07	大豆油	-0.02	イタリアンドレッシング	-5.54
キウイ	-5.51	バター	0.49	マヨネーズ	1.92
オレンジ	-3.17	ヨーグルト　脂肪分1.5%	-0.37	トマトケチャップ	-8.90
レモン	-3.05			ハチミツ	-0.39
なす	-3.89	ヨーグルト　脂肪分3.5%	-0.05	マーマレード	-0.93
ほうれん草	-12.08			ビターチョコレート	-11.45
グリンピース	-3.87	牛乳　脂肪分1.5%	0.39	ミルクチョコレート	-1.30
ブロッコリー	-4.64			砂糖・白	-0.06
サラダ菜	-6.62	牛乳　脂肪分3.5%	0.04	砂糖・ブラウン	-2.08
ピーマン	-2.51			うなぎ	10.35
きゅうり	-2.30	チーズ・ブリー	10.13	マス	9.51
にんじん	-5.17	チーズ・カマンベール	12.28	にしん	9.18
オクラ	-5.34	チーズ・チェスター	19.18	帆立貝	2.30
パセリ	-15.50	りんごジュース	-2.03	かに	8.88
大根	-5.67	コーヒー（豆）	-1.40	鮭	10.01
トマト	-4.17	コーラ	1.75	鰯	8.83
キャベツ	-3.86	グレープフルーツジュース	-2.60	かれい	8.12
玉ねぎ	-1.74			鮪	10.09
ポテトチップス	-15.22	インスタントコーヒー	-0.74	いか	8.06
フライドポテト	-6.14	ハーブティー	-0.24	牛肉・胸	8.92
じゃがいも	-6.14	オレンジジュース	-2.77	牛肉・ヒレ	9.02
マッシュルーム	-3.18	緑茶	-0.45	牛肉・肩	10.44
しいたけ	-2.74	紅茶	-0.45	豚肉・ヒレ	9.17
味噌（大豆）	5.56	ビール・ピルスナー（下面発酵）	-0.04	鶏肉	9.33
大豆	-9.07				
豆乳	-0.63	ビール・ケルシュ（上面発酵）	-0.14		
しょう油	-3.41				
豆腐	0.33	シャンパン	-1.02		

Säure-Basen-Balance
GRÄFE UND UNZER VERLAG
より抜粋

しかし酸性食品が「酸っぱい」とは限りません。酸性食品の代表的なものは、肉と魚です。また、小麦粉製品やチーズも、酸性度を高くします。

一般に野菜は、代表的なアルカリ性食品です。今までの食べ方を変えるとすれば、肉や魚を減らすことより、まず野菜をいっそう多く摂るようにすることをおすすめします。

◎バイオレゾナンスで酸性度をチェックする

パウル・シュミットのバイオレゾナンスでは、酸・アルカリのバランスを波動的にチェックする方法も取られています。

どのように行われているのか、その事例を簡単に紹介しましょう。

バイオレゾナンス実践機を使い、周波数17・00にセットします。17・00は、皮膚の結合組織の周波数です。真皮などの結合組織は、酸がはじめに沈着する場所ですから、この周波数でテストすると、おおよその度合を知ることが可能なのです。この周波数をセットして、ロッドの先端が回転運動を示すようなら、とりあえず心配はありません。体の負担となるような酸・アルカリバランスの崩れはないということになります。

反対に直線の動きになったら、バランスが崩れていて体に負荷がかかっていると考えられます。その場合には、さらに酸性ストレスを受けやすい臓器の気の流れをチェックします。その場合に合わせる周波数は、次のようになります。

- 膵臓(26・00、52・00)
- 肝臓(56・00、56・25)
- 小腸(64・50、61・50、62・50、67・00)

これらのチェックでセンサーが直線に振れ、気の流れの滞り、つまり酸性への傾きがあることが明らかになれば、可能な限り酸性食品の摂取を控え、アルカリ性食品を摂ったり、サプリメントを用いたりするなど、酸・アルカリバランスの積極的な改善をする努力が必要となるのです。

また、このようなケースで、酸・アルカリバランスの改善に役立つ食品かどうかを調べる方法もあります。調べたい食品やサプリメントをシャーレにのせ、それをバイオレゾナンス実践機につないで波動チェックを行います。その際の周波数は17・00ほか八つ。センサーに回転運動が見られるかどうかチェックします。回転するようなら酸・アルカリの改善に役立つ食品ということになります。

なお、バイオレゾナンス実践機の新システムRAHを使えば、前掲の周波数をまとめて「周波数スペクトル」としてテストできますから、より確実なチェックを行うことができます。

大自然の生命力が取り込まれていない食品

余談になりますがフランスやイタリアの料理に比べ、ドイツ料理の評判はもう一つ芳しくないようです。ドイツ料理の定番といえば、ハムとソーセージ、ジャーマンポテト、それに前述のザウアークラウトなどなど。どれも北国に住む人間の大切な保存食といえるものです。

南ヨーロッパの彩り豊かな食卓と比較すれば、確かに見劣りするかもしれません。もっとも私たちドイツ人は例外なく、イギリスやアメリカの料理より、ドイツ料理のほうがはるかに上等であると固く信じています。

料理のことはさておき、健康づくりの基本である「食」に話を戻します。健康のための

「食」を考える際、重要なのは、栄養と安全性です。しかし現代人の「食」は、この栄養と安全性の両面で多くの問題を抱えています。

たとえば、最近「植物工場」「野菜工場」という言葉をよく耳にします。これはハウス栽培の発展形といえるもので、人工的な環境で野菜などの作物を育てるものです。温度や湿度などは、空調で１００％コントロールされています。生育に必要な光も太陽光ではなく、ＬＥＤなどの人工的な光源です。そこには「母なる大地」の土壌さえありません。

カイワレ大根を思い浮かべていただければよいと思いますが、肥料を溶かした養液が土壌の代わりになっています。

そうすることで植物は自然の束縛から解放され、季節と関係なく、連続的な栽培が可能になります。細菌や病害虫もいないので農薬を散布する必要もなく、家庭で野菜を洗う手間も省けます。これらの工場はデンマークが発祥の地で、今は日本でもヨーロッパ各地でも導入が進んでいます。

このように聞くと、いいことだらけのように思えます。しかし自然に反した生産性や利便性の追求は、必ずどこかに「ひずみ」を生むことになります。

純粋な水耕栽培は、確かに無農薬です。しかし化学肥料は使います。同じように化学肥料を用いても、通常の土壌栽培なら、そこにいる微生物が介在し、作用しますが、土のない野菜工場では化学肥料がそのまま植物の組織に蓄積されます。食べた私たちの体内で、それが作用しかねないのです。たとえば肥料の硝酸態チッソが発がん物質のニトロソアミンなどに変化する危険などが指摘されています。

みなさんもご存じのように化学肥料で育てられた野菜は、野菜本来の味を失い、栄養も乏しいものになるでしょう。「子供時代に比べると野菜が美味しくない」。日本の友人がよく言いますが、ドイツでも事情は同じです。集中農法と肥料の使いすぎによって土壌がやせ衰えて、ミネラルや微量元素などの含有量も少なくなっているのです。

近年、化学肥料に頼った従来の農法への反省から、日本でもドイツでも有機栽培が見直されています。しかし植物工場は、明らかにこの流れに反しています。

しかも問題はこれだけではありません。

「生命力」を重視する振動医学では、そのような環境で育てられた野菜は、「いのち」の糧となる大自然の生命力が欠けてしまうと指摘しています。

地球上のあらゆる生き物は、生命のエネルギー循環の中にあります。にもかかわらず、生命の源である太陽光の恩恵にも浴さず、大地のパワーも吸収できない人工的な環境で、自然から完全に切り離されて栽培された野菜の生命とは、いったいどのようなものでしょうか。

水も、大地のさまざまな波動の中を通過して活性化します。そういう自然の限りない豊かさを捨ててしまったのが、土を排除する水耕栽培です。光も同じです。プリズムにあらわれるように太陽の光は多様な波長を持っています。しかしこれをＬＥＤの人工光に変えれば、そこにあるのは一定の波長を持った光線だけです。

生産性や利便性のために考案された植物工場は、自然の豊かさを捨て去った結果、貧弱な生命力しか持たない野菜や穀物しか育てられないのです。

現代文明が自然を破壊してきた現状に対する反省が、これほど叫ばれているにもかかわらず、まだ私たちは生産性や効率性、利便性を優先することをやめません。

私たちにできるのは「危険の回避」

ドイツでは、有機栽培された野菜を素材に用いた食品には、「ビオマーク」がつけられています。

このマークがついた「ビオ商品」として認められるためには、①原料の95％以上が有機栽培、②遺伝子組み換え作物を用いていない、③添加物を使用していない、などの厳しい基準があります。日本でも「有機ＪＡＳ」といわれる厳格な認定基準があると聞きました。

しかしその一方で、危険な食品も氾濫しています。遺伝子組み換え作物など、これまで自然には存在しなかった農産物が、当たり前のように食卓に上るようになりました。これらは、私たちが「作り出したもの」で、私たちにとって「未知の生物だったもの」でもあるのです。それを摂取しているのですから、そこに潜む危険性は、私が指摘するまでもないでしょう。

たとえ安全性が証明されているといわれているものでも、人体がこれまで知らなかった「異物」を体内に取り込むことのおそれや危険性は、みなさんも直感的に感じていることではないでしょうか。バイオレゾナンスでは、これらに対して、「異物」を取り込むことは、私たちの気の流れの場、つまりエネルギーボディに波動的に大きな負担をかけ、気のスムーズな流れを阻害する可能性があると警告しています。

これは食品そのものだけでなく、調理方法に対してもいえることです。

食品に含まれる水分を電磁波で熱する電子レンジは、食品のエネルジェティックな状態を電磁波という、まだ人の体が使い慣れないものによって、大きく乱すことになります。せっかくの有機栽培食品も、電子レンジで「チン」したとたん、波動的には別のものに変わってしまいます。

有機栽培が再評価され、食の安全性が求められている自然志向が強まる一方、私たちの「食」は、このようにますます危ないものになりつつあります。

そういう状況のなかで、私たちはどのようにして自分の健康を自分の手で防衛していけばよいのでしょうか。現代社会で暮らす限り、「危ない食」を１００％追放することはできません。一人ひとりが毎日の暮らしのなかで、小さな努力を積み重ねるしかありません。

それは健康に悪いものは避け、できるだけ健康によいものを摂るように気をつける。消極的かもしれませんが、個人でできることといえば、これです。その方法の一つとして、波動的に危険を回避する方法を紹介しておきましょう。

自分の体によいものをバイオレゾナンスで調べる

「エンプティ・カロリー（空っぽのカロリー）」という言葉をご存じでしょうか。アメリカで、肥満による心臓病の増加が社会問題化し出したころに作られた言葉です。「エンプティ・フード」などともいわれます。カロリーがやたらに高い一方、ビタミンやミネラルなど、健康を維持するための栄養素がほとんど含まれていない食品を指しています。炭酸飲料やスナック菓子（ジャンクフード）がエンプティ・フードの代表とされました。最近ではファストフード類もその仲間に入れられているようです。

当時、日本人やドイツ人の食生活はアメリカほどひどい状態ではなかったため、この言葉はアメリカ以外では一般にあまり広まりませんでした。

しかし今や若者を中心に、世界中の「食」がアメリカナイズされています。ドイツの場合は間違いなくそうです。日本もきっと同じでしょう。エンプティ・カロリー、つまり豊かな食生活のなかでの新たな「栄養不足」が生じてきているのです。

新たな栄養不足の原因は、炭酸飲料やスナック菓子、ファストフードだけではありません。集中農法や化学肥料の使用などで、野菜などの作物もエンプティ・フード化しています。いくら野菜を食べても、十分なビタミンやミネラルが摂取できない。そこからさまざまな不調や障害が起きてきます。とりわけ、食事量が少なくなりがちなお年寄りの場合は、この栄養不足が深刻な問題になります。

しかし、ビタミンやミネラル、とくに微量元素と呼ばれるミネラルが、体の中でしっかり働いているかどうか、それを簡単に調べる方法は、これまでありませんでしたが、バイオレゾナンス・メソッドでそれができるようになりました。ビタミンや微量元素が、みなさんの体の中で正しく働いているかどうかを波動的に調べるのです。

バイオレゾナンス実践機を使って波動チェックを行います。具体的な方法として、まず、それが不足すれば、味覚障害や肌のトラブル、食欲不振、発育障害、脱毛などが起きてくる亜鉛を例にお話しします。

「亜鉛」の周波数は47・75です。数値をセットし、左右の手首に、検知用のベルト・ディテクタを巻いた状態で、利き手にセンサーを持ち、それがどう反応するかを調べます。もしセンサーの先端が回転すれば、体内の亜鉛の供給は適正、亜鉛の場が安定していることを示しています。

もしセンサーの振れが直線的なら、亜鉛の供給が過剰であるか、逆に不足しているかのどちらかです。

この場合、過剰状態か不足状態かを調べなければなりません。それにはバイオレゾナンス実践機に亜鉛のサンプルを置いたシャーレを接続し、同じようにセンサーの動きを見ます。その状態でセンサーが回転運動をすれば、サンプルによって不足分が波動的に補われたということです。

したがって食生活では、不足状態を解消するために、亜鉛の摂取を心がけるということになります。亜鉛を多く含む食品は、かき、さざえ、カニ、牛・豚・鶏のレバー、ごま、アーモンド、そら豆などです。

もし接続したシャーレに亜鉛のサンプルを置いても、センサーの動きに変化がない、つまり回転に移らなければ、亜鉛は過剰供給の状態にあると判断できます。しかし、亜鉛のような微量元素の場合、そういうケースはまずないでしょう。万一、何度チェックしても、直線的な動きが続くようなら、「中毒」なども考えられるので、医師に診てもらうことも必要です。

以上のような方法は、原則的には、どのような栄養素にも使えます。

通常、私たちが栄養不足に気づくのは、何かの症状があらわれてからです。しかしバイオレゾナンス・メソッドをこのように応用すれば、家庭でもごく簡単にチェックできます。なんらかの症状が出る前に、栄養の摂取状況をキャッチし、早めに対処することができるのです。

食品の安全基準は一人ひとり違う

バイオレゾナンス・メソッドが、その特徴を最も発揮する一つが、食品などの「安全性」のチェックです。

たとえば今、煙草の害が盛んに指摘、強調されています。ちなみにドイツでは飲食店は一律に禁煙で、入口の外に喫煙者のための灰皿が置いてあるのが一般的です。日本も最近、かなり厳しくなったようですが、それでもまだまだスモーカーに寛容といえるでしょう。

けれどもすべての人に煙草が悪いというわけではありません。ヘビースモーカーでも問題なく、健康で長生きする人はいくらでもいます（もちろん喫煙が他人に迷惑をかける副流煙は別の問題です）。

また過剰摂取が問題になるコレステロールも、みなに同じように害をもたらすのではなく、その人の遺伝的な体質により、ほとんど害のない人がいることもわかってきました。

砂糖などの糖分も同じです。耐糖能の低い人の場合は、血糖値を上昇させて糖尿病のリスクを高めますが、基礎代謝の高い人は上手に消費してしまい、肥満につながることもほとんどありません。もっと身近なところでは、同じ量のアルコールを摂取してもすぐ酔ってしまう人と、そうでない人がいます。アルコール分解酵素のキャパシティが、一人ひとり違っているからです。

また栄養学的には完全食に近く、健康食の代表のようにいわれる牛乳も、万人によいわけではありません。牛乳アレルギーはよく知られていますし、また、分解酵素が少ないために下痢をする人もいます。とくに100年前までは牛乳を飲む習慣のなかった日本では、そういう体質の人が多いようです。

つまり食品の安全度や栄養効果は、人それぞれ違うということです。しかし西洋医学では、アレルギーはともかくこのような体質的な「個性」は、あまり考慮しません。塩分が危険とわかれば、一日の許容摂取量が決められ、一律にそれを守るように指導されます。

しかし振動医学に「一律」という考え方はありません。あくまでもケースバイケースです。なぜなら人間であれば、肉体のメカニズムはみな同じでも、生命エネルギー（＝気）の流れ、エネルギーボディの状態は、100人いれば100人全員が違うからです。

したがって、バイオレゾナンスではこの食品は有害と決めつけるのでなく、「あなた（自分）にとって有害かどうか」「どのぐらいの量で有害に転化するか」を常に問題にしています。

また、バイオレゾナンス・メソッドを使えば、常に「食品の安全性」もチェックできます。これまでの説明からおわかりいただけると思いますが、バイオレゾナンス実践機で波動チェックする場合、気の流れの安定は、センサーの回転として示されます。

その安定を乱してしまうのが、気の流れの滞りです。もしその食品や嗜好品、薬などが、波動的にエネルギーボディに気の滞りをつくり出す危険を有する場合には、前述のシャーレに亜鉛のサンプルを置いてチェックをしたのと同様の方法でチェックをすれば、センサーの回転ではなく、直線的な運動という形になってあらわれるのです。

この原理を使えば、私たちは自分にとって安全なものと危険なものを知ることができます。それによって、まさに自分に最適の健康法を知り、実践することが可能になるのです。

医療現場であれば、患者さんやクライアント一人ひとりに合わせた、「オーダーメイドの健康法」を指導できます。パウル・シュミットのバイオレゾナンスを導入している医師や治療家が行っているのも、そういうキメの細かな指導なのです。

第5章

住環境にも潜む「不調」の原因

いつの間にか住まいが危険な空間に

自然の洞穴を「マイホーム」にしていたころから、住まいは人間にとって、この世で最も安全な場所でした。しかしそのことだけで満足しない人間は、住まいをより快適で便利な空間にしようと知恵を絞ってきました。暑い夏でも寒い冬でも、心地よく過ごせる冷暖房。密閉性や防音効果の高い新建材。美しく汚れもつきにくい壁紙。煙も炎もなしに煮炊きできるハイテクを使った調理器具。あるいはパソコンや電話は、家の中に居ながらにして外とのコミュニケーションを可能にしてくれました。

快適になればなるほど、私たちの体がまだよく知らない素材が増えていきます。また、家電製品や情報機器、ＯＡ機器が増えて便利になるほど、周りの空間を電磁波が飛び交うことになります。

その結果、世の中で最も安全、かつ心安らぐ場所でなければならない居住空間が、非常にリスキーなものに変わってしまいました。

たとえば、「シックハウス症候群」と呼ばれる体の不調。壁紙などの接着剤に含まれる有機溶剤（ホルムアルデヒドなど）や、木材保護のために用いられる防虫剤・防腐剤の揮発性有機化合物（ＶＯＣ）は、そこに住む人にめまいや頭痛、喉の痛み、湿疹、呼吸器疾患など数多くの健康障害を引き起こすことが知られています。

ちなみにドイツでは伝統的に石造りの家が多く、築後１００年や２００年を経た家がごく普通に使われています。壁紙の張り替えのような小さな改装なら、たいてい自分たちの手で行います。古い壁紙を剥がしたあと、昔ながらのノリを使って張ります。私の実家でも家族で張り替えを行いましたが、その壁紙の裏張りから第二次大戦中の新聞が出てきて驚いたこともありました。

木造家屋が多く、すぐに壊して建て替えてしまう近年の日本ではあまり例のないことでしょう。そういう意味では、新しい建材による健康被害は日本のほうがずっと深刻だと思います。

また家の密閉性を高めたことで、トイレや風呂場のような水回り、カーペット、絨毯《じゅうたん》、布団や衣服にもカビなどの微生物が繁殖しやすくなりました。カビのなかには、喘息や皮膚アレルギー、過敏性肺炎の原因になるだけでなく、強力な毒性を持ち、体内でがんを発生させるようなものもあるのです。

また、「電磁波過敏症」も深刻な問題です。発疹などの皮膚症状や、疲労感や集中力低下、めまい、吐き気、動悸などの神経症状に悩まされる人が急増しています。

また高圧電線との関連が疑われている子供の白血病。さらに家の中の電気製品でも、場合によってはそれに匹敵する電磁場が生まれることもあり、発がんのような重大な健康障害につながる可能性は否定できません。

こうした健康障害は、電磁波の影響がはっきりあらわれるケースです。しかし症状がない場合でも、体には大きな負担がかかっているはずです。

一日の疲れを癒し、明日の英気を養う場所であるはずのマイホームが、不健康なリスクをいっぱい抱え持った危険な空間に、いつの間にかなってしまいました。

住まいの健康学＝バウビオロギーとは

ドイツのアントン・シュナイダー博士が提唱した「バウビオロギー（建築生物学）」は、住まいと私たちの健康を考える学問です。

バウビオロギーでは、住まいを「第三の皮膚」ととらえています。

体と外界の境に存在する私たちの皮膚は、さまざまな外部の刺激から体を守る、生体防衛の仕組みの一つです。バウビオロギーによると、私たちは、解剖学的な皮膚＝肌だけでなく、三つの文化的な皮膚を持っています。

「第一の皮膚」は食事。「第二の皮膚」は衣類。そして、「第三の皮膚」が住まいです。まさに「衣食住」の三つは、人の健康を守る文化的な「皮膚」だというのです。

ついでですが「衣食住」は、英語の慣用表現ではなぜか「food clothing and shelter（食衣住）」となっています。ドイツ語の場合は、英語と同じだったり、「Kleidung Nahrung und Wohnung」、つまり日本語と同じ「衣食住」の順番だったりします。

人類の長い歴史は、科学文明を発達させることで、三つの「皮膚」をより安全で、より快適なものにしようと努力してきた歴史であるといってもよいでしょう。

しかし一方では、その新しい技術が三つの皮膚を逆に危険なものにしてしまったという現実があります。ここまで「衣」「食」を見てきましたが、「住」も例外ではありません。

居住空間に潜むさまざまな健康問題のうち、シックハウスについては、すでに多くの情報があります。ホルムアルデヒドなどの有害物質も規制されるようになっています。ですから、この問題をここで取り上げることはしません。それよりまだ一般にはあまり知られていない、電磁波の害と対策に関して述べることにしましょう。

その次に、「ジオパシックストレス（地下の水脈や断層のような、大地の波動が私たちの体に与える負担）」についてお話しします。

電気がつくり出す「エレクトロスモッグ」

高圧送電線や家電、ＯＡ機器、また携帯電話、スマートフォンなどが引き起こす電磁波汚染は、「エレクトロスモッグ」と呼ばれます。私たちの住まいやオフィスは、すでにエレクトロスモッグによって隅々まで汚染されているといってよいでしょう。

しかし大気のスモッグと違って、大きな社会的問題にならないのはなぜでしょうか。

なお、私は、新しいテクノロジーを悪者扱いし、家やオフィスから電磁波の源を追放しようなどと考えているわけではありません。これらの新しい技術は、人類の知恵の結晶であり、今や私たちの生活にとって欠かせないものです。現代生活を営む限り、それを追放することなど不可能でしょう。

むしろ私が提案したいのは、安全な使い方です。危険だから遠ざけるのではなく、できるだけ安全に、健康を害さずに利用する方法を紹介したいと思います。

エレクトロスモッグ、つまり電磁波汚染は次の3種類に分けられます。

●交流電場・磁場
●直流電場・磁場
●高周波電磁波

電磁波の有害性を最も早く指摘した研究の一つは、1976年に発表されたアメリカのナンシー・ヴェルトハイマーの疫学調査でした。流産は夏場より冬場に多く、その原因として電気毛布の使用が考えられると指摘したのです。

またヴェルトハイマーは、近年の小児白血病の増加には環境的な要因があるに違いないと考えて、デンバー変電所の近郊住民の健康調査を行い、変電所近くでは小児がんの発生率が2・25倍。小児白血病は2・98倍にも上るという衝撃的な結果を発表し、一大センセーションを巻き起こしました。1979年のことです。

この研究が引き金となり、それまでは無害と思われていた電磁波の有害性について、世界中でさまざまな調査・研究が行われるようになりました。

たとえば、スウェーデンのカロリンスカ研究所では、54万世帯を対象に20年間の追跡調査を実施。「電磁波は小児白血病の発症と関係がある」との結論を出しています。

またWHOの専門組織、国際がん研究機関（IARC）も、家電などによる超低周波磁場には発がんの可能性があるとし、クロロホルムやアセトアルデヒドと同じ危険度「2B」に分類しました。

また、その後さらにショッキングなニュースが世界に伝えられました。2011年5月31日、この国際がん研究機関が、携帯電話の電磁波とがんの発症との関連性について調べ、「脳腫瘍の一種である聴神経腫瘍やグリオーマ（神経膠腫《こうしゅ》）の危険性が限定的ながら認められる」という調査結果を発表しました。それによれば、1日30分の携帯電話使用を10年以上続けた場合、グリオーマの危険度は40％も増したというのです。

ただ、高圧送電線や家電、携帯電話などの電磁波が人の健康におよぼす影響については、「ほとんどない」「あっても健康を損なうほどではない」という報告も多く、いまだに明確な結論は得られていません。

今日のような産業社会では、その産業が生み出すマイナスの副産物はなかなか認められにくいのが現実です。ここで私たちは、一つの歴史的な教訓――地元住民の体に発生した異常と工場廃液に含まれる有機水銀の因果関係が、公式に認められるまでに長い歳月を費やし、被害を甚大なものにしてしまった「ミナマタ」（水俣病）の教訓を思い出すべきでしょう。

電磁波がダメージを与えるメカニズム

電磁波は、その周波数によってＸ線、紫外線、可視光線、赤外線、マイクロ波、ラジオ波、低周波、超低周波などに分類されます。そのうちＸ線や紫外線のように波長が短く、周波数の高いものは、人体に有害な作用をおよぼし、がんなどの危険性が大きいということはよく知られています。住環境の場合でいちばん問題になるのは、反対に波長が長く、比較的周波数の低いマイクロ波や超低周波のような電磁波でしょう。

飛行機では携帯電話などは使用が禁じられます。病院も同様です。精密機器の電気システムに電波が影響し、誤作動を引き起こすことが危惧されるからです。

じつは私たちの体も、ある意味では「生きた精密機器」であり、飛行機や病院の機器よりはるかに精巧です。しかもすべての細胞は電気を帯びています。通常は細胞の外と内ではマイナス70mV前後の電位差があり、何かの刺激があるとマイナスがプラスに逆転します。筋肉や神経が情報伝達に利用しているのはこの電位差です。

つまり人の体も、電気システムでコントロールされているといって過言ではないのです。だからこそ、住環境でさまざまな電磁波に常にさらされることが、私たちの「生きた精密機器」に誤作動を起こさせてしまう可能性が十分あるといえるのです。

また電気的刺激が介入すると、細胞の分裂・分化に変化が生じることも実験で確かめられています。とくに細胞分裂の旺盛な子供ほど、強く影響されると考えられています。

電磁波の健康被害としては、前述のヴェルトハイマーらが指摘する小児がんや小児白血病、流産などがあります。より一般的なのは「電磁波過敏症」でしょう。その症状は人によって多種多様ですが、皮膚のヒリヒリ感や発赤、めまい、吐き気、動悸、疲労感、集中力低下、無気力、神経過敏、不眠症、うつ症状などを訴える人が多いようです。

もう一つ、実験的に確かめられた事実をあげておきましょう。

脳の松果体からは、メラトニンというホルモンが分泌されています。この物質の役目は生体リズムの調整です。睡眠にもかかわっています。近年、このホルモンにがん抑制作用のあることがわかって注目されています。しかしその大事なメラトニンの働きが、電磁波の強い影響下では、阻害されてしまうという研究結果も発表されています。

このような報告は一つひとつ紹介していたのではキリがないほど多くあります。ですから、紹介はこのあたりでとどめ、私たちの生活の場に目を転じてみましょう。

電磁波の危険を探る ①交流電場

たとえば、みなさんの部屋にも電気コードがあると思います。パソコンなどのOA機器やオーディオ、電気製品がたくさん並んだ部屋なら、数本のコードがからまり合い、あちこちでかたまりを作っているかもしれません。

そこには「電場」が形成されています。「電磁場測定器」のようなものがあれば、簡単に確認できます。すべての機器のスイッチを切って、コードに近づけると、放射能を検出するガイガーカウンターのように鳴り始めるのです。

スイッチを切っておけば電磁波の影響はないと思っている人が少なくないと思いますが、

そうではないのです。機器のスイッチをすべてＯＦＦにしておく、つまり電気が流れていない状態にしても、電源に接続されたコードとその先の回路には電圧が加わり、周りに「電場」を発生させるのです。

電磁場の危険の第一は、この「電場」によるものです。

交流電流の「電場（エレクトリック・フィールド）」は、あらゆる電気配線（家や部屋の配線、コンセント、延長コード、電気製品の回路）によって生じ、そこに電気が流れていないときも存在します。その強さはV/mという単位であらわします。またこの電場は、発生源との距離が近くなるほど大きくなります。

人がこのエレクトリック・フィールドの中に入ると、体に電圧がかかります（もちろん自然状態で人の体に外から電圧がかかることはありません）。延長コードのそばにいるだけでも人体には数ボルトの電圧が加わります。時には１００ボルトを超えるようなことさえあります（「電磁場測定器」を近づければ激しく鳴り出します）。したがって、電気製品を使っていなくても安心できないのです。

人の体は、細胞レベルで見ると、前述したように、電位差（プラス・マイナスの電荷の差）を利用した電気的信号によって見事にコントロールされています。細胞の内と外の電位差は、わずかマイナス70ミリボルト前後という微弱なものです。そこに数ボルト、時には100ボルトもの強い電圧がかかるのです。

イギリスのロジャー・コグヒルは、1996年に交流電場の強さと小児白血病の関係を調べました。

それによると弱い電場でも、眠る場所にそれがあると白血病のリスクは二倍近くにハネ上がります。1メートルあたり20ボルトになると、3・5倍になるのです。しかもこの数値は、一般の寝室でも決して珍しいものではありません。

このような危険性に対し、先進国ではさまざまな対策を取っています。最も有名なのがスウェーデンで設けられた、テレビスクリーンに対する「TCO'99」という規制基準でしょう。その基準では、30センチ離れたところで測定して電場の数値が10V/m以上になるテレビスクリーンは認められません（50Hzの場合）。

ところが、ドイツの工業規格の場合、交流電場の限界値が5000V/mとなっています（日本は3000V/m）。

これではとても胸を張って「環境先進国」ということはできません。

現実がこのような状態にあるので、私たち消費者は、行政による規制や産業界の自主規制を待つのではなく、自分の手で電磁波の害を防がなければならないのです。

そのためドイツでは、住まいと健康を考える学問「バウビオロギー」（建築生物学）が、独自のガイドラインを示して、自らの安全は自らが守るように提唱しているのです。そのガイドラインでは、「異常なし」は1V/m未満。それ以上は次のように危険性がランク付けされています。

● 弱度の異常　1V/m～5V/m
● 強度の異常　5V/m～50V/m
● 極度の異常　50V/m以上

バウビオロギーでは、このように前出のスウェーデンの規制以上に厳しい数値を提示し、注意喚起しているのです

電磁波の危険を探る②交流磁場

電磁波の有害性をわかりやすく説明するのは、そう簡単なことではありません。というのも電磁波は、その名前が示すとおり、電気と磁気の二つの性質を持っているからです。

これまで述べてきた「電場」は、電気の性質ですが、磁気の性質によって生ずるフィールドを「磁場（マグネティック・フィールド）」といいます。磁石の周りにできる磁場と同じようなものが、居住空間にもできると考えてください。

交流電気の磁場は、変圧器や電気機器、照明器具などのあらゆる配線（分岐箱・導線・延長コード）に電流が流れるときに生じます。その大きさは、ガウス（G）、テスラ（T）という単位であらわされます（1G＝100μT＝100000nT）。

ちなみに地球の磁場は約0・5Gであり、地球上の生命は、この0・5ガウスという環境のなかで進化してきました。380kVの高圧電送線の場合、100メートル離れたところでは0・4μT＝0・004Gですから、地球の磁場はとても強いといえます。

こう書くと、次のように思う人がいるのではないでしょうか。私たちの体は、昔から地球の0・5Gという大きな磁場を知っている。それに比べて、送電線や電気機器がつくり出す磁場は非常に小さく、人体にとってほとんど問題にならないのではないか。

けれど交流電気がつくり出す磁場は、地球のような変化のない磁場ではありません。「変動磁場」といって、NSの極性が1秒間に50～60回も入れ替わります。電磁波というとおり、まさに波のように変化する磁場なのです。こういう交流磁場は、私たちの体が知らなかったものです。そのためにがんの成長、血圧の変動、偏頭痛、行動障害、活動過多症、睡眠障害など、さまざまな健康被害との関連が疑われています。

安全な住環境の条件を探る学問、前出のバウビオロギーでは、電磁場の基準として「生物学的限界値」を100nT以下、電磁場の影響を受けやすい睡眠中の空間では20nT以下としています。

それと比べれば、私たちはきわめて危険な空間のなかで生活しているといえます。

今すぐできる電磁波対策

私たちの家に「配線」「コード」「コンセント」が入り込んだのは、そう昔のことではありません。しかもその数や量は年々増えています。石造りの古い家が多いドイツの場合、それほどひどくありませんが、日本の家屋では屋内に設置される配線量が、この20年間で５、６倍に増えているそうです。さらに電気機器のコードや延長コードが、あちこちに走っています。まさに電線を張り巡らした檻の中で生活しているようなものです。

そんな居住空間で少しでも電場や磁場を縮小し、私たちがより安全に暮らすにはどうしたらよいのでしょうか。いくつかの提案をしたいと思います。

◎アースをつける

ドイツではアース端子付きコンセントが一般的です。電極用の二つの差し込み口のほかに、アース用の端子がついています。日本で驚かされるのは、電極用の二つ穴コンセントが主流で、アースのことは考慮されていないことです。ただ日本の友人によると水回り、とくに洗濯機の設置場所などは、漏電に対する配慮からアース付きのコンセントになっていると聞きました。けれど、アースの役目は感電防止だけではありません。

アースは交流電場を小さくすることに役立ちます。アースされていない電気製品、つまり二極プラグの機器や器具は、アースしたものに比べ大きな電場をつくります。たとえば、子供の勉強机に置かれたスタンドでも、１２０V/mを超える電場を形成するケースが少なくありません。ここまで説明を読んでこられた読者ならおわかりと思いますが、脳の神経細胞のすぐ近くに、そんな高い電圧が存在するのは決して望ましいことではありません。

アースをつけても電場がなくなるわけではありません。しかしその影響を大きく削減することは可能です。アース付きコンセントにするのは、簡単な工事ですむかもしれません。また電気に詳しい人なら、機器や器具のプラグにアースを付けることも自分でできます。

◎金属製品を点検

アースされていない伝導性のある物質（たとえば、鉄などの金属）は、交流電場の近くに置かれているとそれ自身が帯電して、大きな交流電場を発生させます。

オフィスによくあるスチール製の机を思い浮かべてください。机の下には、たぶんＯＡ機器のコードがたくさん引かれているでしょう。あるいは近くの壁の中には、さまざまな屋内配線が隠れているはずです。それらのコードや配線による交流電場の中にあるスチール机は、帯電によって、それ自体が大きな電場をつくります。

ですから電磁波過敏症で悩む人は、身近に金属の家具があるかどうかを調べてください。スチール机や金属棚、鉄製パイプのベッド、マットレスの中のスプリング……私たちの周りには、電場の原因となる金属が意外にたくさんあります。

◎寝室はいっそう電磁波フリーに

人は起きているときより、寝ているときのほうが波動的な影響を受けやすいのですが、電磁波の作用も同様です。先に紹介したロジャー・コグヒルの報告も、寝る場所に強い電場があると小児白血病のリスクが高まると述べています。居間や台所もそうですが、寝室はよりいっそう慎重な電磁波フリー対策が必要になります。それを列挙しておきます。

- 寝室内では必要のないコードは抜いて片づける。冷蔵庫のように電源と常に結びつけておく必要のある電気製品は、できるだけ寝室に置かない。
- できれば寝室のブレーカーを落として寝る。
- 枕元に置く目覚ましは、電池式のものを用いる。交流電源を使う電気機器はたいてい内部に変圧器があり、たとえばラジオ付き目覚ましなどでも、2メートル離れたところで100nTの磁場を測定されることがある。これはバウビオロギーが推奨する基本値の5倍にあたる。枕元にそれがあれば50倍の値に達する。

- 携帯電話やコードレスフォンは、睡眠場所の近くには置かない。
- ベッドは木製を選ぶ。鉄製パイプなど枠が金属であったり、本体が金属であったりすると、帯電によって交流電場が強まる。マットレスも金属バネ入りは避ける。
- 冬季は電気毛布より、湯たんぽを使う。電気毛布は、スイッチを切っても強い交流電場をつくる。毛布と体の距離を1センチとしても、2000V／mの交流電場が体にかかる可能性がある。もし電源を入れたままにすると、さらに強い交流電場が形成されるだけでなく、バウビオロギー推奨値の500倍にも達する磁場が測定されることもある。

静電気(直流電場・磁場)対策

ご存じのように電気には、一般の電源の交流のほかに直流があります。直流は、乾電池のように、電気が流れる方向が一定で、変化しない電流です。

冬場などの乾燥した時期にみなさんを悩ませる静電気もその代表です。

金属の扉の取っ手などに触れたときに、ビリッ！ バシッ！ ときたような経験は、誰にでもあるはずです。体に帯びた静電気が一挙に流れ出る瞬間です。この放電は、突然起こるのでじつに不快なものです。

静電気は、第3章でも説明しましたが、物と物の摩擦などによって発生します。衣類同士がこすれ合って発生する摩擦電気、靴と床との摩擦でも発生し、それが人の体などに帯電します。人の体やプラスチックなど、電気が通りにくい物質が電気を帯電し、とどめやすくなります。金属は、静電気を帯電しません。流れます。だから金属などに触れた瞬間、一気にバチバチッと放電されるのです。

このような静電気を防ぐためには、方法はいろいろありますが、身の回りのものは、できるだけ自然素材・天然素材を使うようにすることも大切なポイントです。

衣類はもちろん、住環境でいえば、日本の家なら、従来型の畳とか自然木の板張りの床などが理想的でしょう。合繊のカーテンや絨毯、壁紙などはできるだけ避けるようにしましょう。

身につけるものでは、たとえばプラスチックレンズの眼鏡などでも周囲に強い直流電場が見つかることがあります。これを最小限にとどめるためには、眼鏡屋さんで静電気防止のコーティングをしたレンズについて尋ねてみてください。これには、ほこりがつきにくいので、眼鏡をあまりふかなくてもいいという利点もあります。

冬場は空気が冷え、水分を含むことができなくなるため、湿度が下がり、静電気が起こりやすく、強くなります。

なお、その時期、つまり静電気が強くなる季節、気管系統の病気や感染症にかかりやすくなります。それは、空気が乾燥して塵の動きが大きくなり、そうでなくても乾いている粘膜に、より大きな負担がかかるからです。

解決策としては、加湿器などで湿度を上げることが考えられます。ただ、加湿器は長く使用すると、なかにたくさんの細菌の巣ができるので注意が必要です。

静電気が流れると直流磁場ができます。最もよく知られている直流磁場には、地磁気があります。地球が持つ磁気です。

バイオレゾナンスで問題にするのは、体の負担になるこの地磁気、磁場の歪みです。エレクトロスモッグなどとの関連で、磁化した金属が歪みを発生させるのです。

たとえば、バネ入りのマットレスなどには、製造段階で溶接される際、強い電流が通り、鋼鉄が磁化し、何年にもわたって磁場を歪ませているようなものもあります。睡眠の場こそ可能なかぎり調和の取れた環境であるようにしてほしいのです。

コンパス（方位磁針）を使ってマットレス上の数カ所の方位を調べてみれば、その影響はすぐわかります。どの箇所でも同じ方向を示すはずが、ズレがある場合、それが歪みであり、睡眠には適していないということです。

また、ベッドルームの天井などに鋼鉄の梁などがあると、やはり歪みが生じます。

強い磁石のついている機器にも気をつけてください。たとえばハイファイスピーカーを、バネ入りマットレスの上に置いたりすると、何年も残るような磁化をしてしまうことにもなりかねません。

このような建築生物学的に重要な地磁気の歪みを見つけ出すのに、コンパスは安価なヘルパーとして、おすすめできます。

高周波電磁波（マイクロ波）対策

高周波といわれるのは、周波数1～300MHz（メガヘルツ）の高周波とそれ以上のマイクロ波＝300MHz～300GHz（ギガヘルツ）の電磁波です。ここまで述べてきた交流電気の場合は50～60Hzですから、はるかに周波数が高くなります。家庭で高周波・マイクロ波が用いられているものとしては、携帯電話、スマホやコードレスフォン、Ｗｉ-Ｆｉ、電子レンジ、などがあります。

高周波・マイクロ波よりさらに周波数が高いのが、いわゆる可視光線で、紫外線やＸ線のような放射線はさらに高くなります。このように周波数が高いほど（波長が短くなるほど）、物質や人体におよぼす直接的な影響が強まります。

電子レンジを見ても、そのことがよくわかります。この調理器具は、食物に含まれる水の分子に電磁波（マイクロ波）を作用させて、短時間で加熱するものです。

それだけ力、影響力が大きいのです。ただ、この高周波・マイクロ波の有害性に関しては、さまざまな主張、見解があります。もちろん行政や関連業界は、ひたすら安全性を強調していますが、健康に対する調査・研究は、まだ始まったばかりなのです。しっかりした結論が出るのは先のことだとしても、すでに周波数の高い電磁波が引き起こす健康障害として指摘されているものに、脳波の変化や心理障害、視覚障害、血圧・血流障害、血液脳脊髄液関門の透過性異常、ホルモン異常、遺伝子の欠陥、とくに幼児の発がん性などがあります。

たとえば、ハイデルベルク大学のアンドレアス・ヴァルガ教授はその著『図解エレクトロスモッグの基礎』の中で、マイクロ波を当てた鶏の卵から孵化したヒナの奇形を写真入りで紹介しています。その実験で使われたマイクロ波の放射密度（出力）は０・９mW（ミリワット）。動物実験をそのまま人間に置き換えられませんが、コードレスフォンの出力が10mWであることを考えると、背筋に寒いものを感じるのは私だけではないでしょう。

携帯電話に関する実験でも、電話中の人の頭部には電磁波が熱を発生させるホットスポットができるという報告もあります。電磁波が発生させるこの熱によって細胞のＤＮＡが変質し、がんの原因をつくることが危惧されています。とくに細胞分裂の旺盛な子供の場合は、とりわけ慎重でなければならないでしょう。先に紹介したＷＨＯの専門機関の報告を真剣に聞かなければなりません。

したがって、デジタルコードレスフォンや電子レンジ、ＩＨ調理器具はできるだけ居住空間から排除するほうが賢明であると私たちは考えています。

また、コードレスフォンは、寝室にも置かれることが多いようです。しかも親機は通話中だけでなく一日中送信状態になっているのがコードレスフォンです。家の中から追い出すことができなければ、せめて睡眠中は親機と子機のコードを抜いてください。

人並みの社会生活を営もうとしたら、携帯電話、スマホも手放すわけにはいきません。

次善の策ですが、携帯を使うときは30秒ごとに電話を当てる耳を替えるとか通話はできるだけ2分以内にすませるなどの工夫をすることをおすすめします。

バイオレゾナンスで有害な電磁波に対抗

ここまで、住環境のエレクトロスモッグについて述べてきました。

体に大きな負荷をかけるエレクトロスモッグですが、今や私たちの住まいから、それを完全にシャットアウトすることは不可能です。またエレクトロスモッグは、大気のスモッグと違って、見ることも嗅ぐこともできません。気づかないうちに、徐々に体を蝕んでいきます。

それに対抗するには、その影響をできるだけ小さくするように工夫し、とりわけ睡眠の場では最小限に減らすことが重要です。

伝染病が流行れば、人はこまめに手を洗ったり、うがいをしたりします。同じようにこまめにコンセントを抜いたり、コードレスフォンを遠ざけたり、また金属製の家具は使わないなどのちょっとした努力でエレクトロスモッグの害を予防できるのです。

バイオレゾナンス・メソッドも、予防法として活用できます。それには次のようにします。

①まず、エレクトロスモッグの影響をこうむっているかどうかをバイオレゾナンス実践機によって調べます。その場合、パウル・シュミットが発見した六つの周波数（22・50、40・00、77・50、78・50、89・50、99・50）を用います。これまでの経験でいえば、90％以上の人が、このどれかのチェックに引っかかります。10人中9人は、エレクトロスモッグが体に負担を与えていることを示しています（最新のバイオレゾナンスの実践システムによってチェックをすると、その原因を一般の電気製品、携帯電話、ＬＴＥ、５Ｇ、コードレス電話、ワイヤレスＬＡＮ、ブルートゥース、衛星無線、電離放射線〈β線、γ線など〉、超音波などと特定して推測できるようになっています）。

②この波動チェックによって負担が確認されたら、その原因となっているエレクトロスモッグの発生源を探して除去しなければなりません。その際、とくに次のことに注意し、チェックをします。

●住居あるいは職場から２００メートル以内に高圧送電線はないか。

●住居あるいは職場から50メートル以内に変圧器はないか。
●寝室にテレビ、コンピュータ、変圧器付きハロゲン照明などの電気製品があふれるほどあるのではないか。
●ナイトテーブルに蛍光灯スタンドなどが置かれていないか。
●ベッドが置かれている壁の向こう側に、テレビなどの電気製品がないか。
●携帯電話を使いすぎていないか（1回の会話は、前述のとおり2分以内が望ましいとされています）。
●コードレスフォンがあるかどうか。
●職場などでコンピュータの使い方はどうなっているか（アースなどの対策は？）。また、デスクのそばにコピー機、ファックスなどのエレクトロスモッグの強力な発生源はないかどうか。

③ここで使用した六つの周波数は、そのままハーモナイズ（波動調整）にも使えます。負担が発見されたら、その周波数でハーモナイズを行います。あわせて発生源か、その影響を取り除くか変えるようにします。そのままにしておくと、いくらハーモナイズしても、

またすぐ負荷がかかってしまうからです。

バイオレゾナンス・メソッドには、この発生源、エレクトロスモッグの影響を波動的に中和する方法もあります。この六つの周波数を使って居住空間全体をハーモナイズして、エレクトロスモッグを波動的に取り除く方法です。それには波動の空間調整器を用います。この空間調整器は、もともと地下の水脈や断層などが発する人体の負荷になる波動（ジオパシックストレス）から、住環境を防衛するために開発されたものです。これに六つの周波数の波動を発生させる電磁波専用波動調整器を接続すると、常時六つの周波数の波動が追加されて、空間調整器から放出され、周囲の空間をハーモナイズするのです。

また近年のデジタル機器の普及によって、パルス変調方式の無線通信による電磁波が私たちの周りに急速に増加してきました。それらに対処するための専用器なども開発されています。それを空間調整器に接続することで、５００～５０００MHzの高周波・マイクロ波、携帯電話、スマホ（LTE、５G）、コードレス電話、ワイヤレスLAN、Wi-Fi、WiMAX、ブルートゥースなどの電磁波を波動的に中和できるようになっています。

電磁波が進化していくなら、防御法も進化させなければなりません。

住環境に隠れたもう一つの危険＝ジオパシックストレス

住まいの安全性を考えるうえで、エレクトロスモッグ同様、大きな問題になるのが大地のマイナス波動です。大地の発するマイナス波動が、私たちの体におよぼす負担のことをジオパシックストレスといいます。あまり聞きなれない言葉かもしれませんが、「ジオ」は地球とか大地を意味し、「パシック」というのは、苦しみや苦痛をあらわすギリシャ語からきています。

小さいころ、母が私に聞かせてくれた話があります。昔の農家がみんなそうであったように、農家だった母の実家でも乳牛を飼っていました。あるとき一人のダウザーが庭につないだ牛を見て、「そこに牛をつないでおくと乳が出なくなるよ」と忠告しました。まだ子供だった母は面白がって、わざとその場所に牛をつなぐようにしたそうです。

「そうしたら、本当に乳が出なくなってしまったんだよ」

母の話を聞いて、私も子供心に不思議に思ったことを覚えています。

ジオパシックストレスの原因には、次の三つがあります。

●地下水脈の波動
●地下の断層、亀裂、洞窟が発する波動
●地磁気の放射帯

最後の「地磁気の放射帯」というのは、地球の表面全体をおおっている地磁気の流れで、格子状になっていることからグローバルグリッドと呼ばれます。「広域碁盤目（ハートマングリッド、ベンカーグリッド）」と「対角線碁盤目（カリーグリッド）」があり、その格子（グリッド）の交点にあたる場所にとくにジオパシックストレスの強い放射帯が存在します。

このジオパシックストレスが、医学的に注目されるようになったのは、１９００年代の初頭です。当時ヨーロッパでは、日本でいう「テラスハウス」のような形態の住まいが、道路に沿って並んでいる光景があちこちに見られました。すべての家が同じ規格で設計されており、トイレやバスルームはもちろん、居間や寝室も同じようにデザインされていました。仕切りが取り外しできる襖《ふすま》だったり、好きなところに布団を敷いたりできる日本の家屋と違って、それらの家はベッドの位置まで隣の家、またその隣の家と同じになってしまいます。

そうした連続住宅では、同じ病気が多発することがだんだん注目されるようになったのです。「がんの家」とか「がんの通り」と呼ばれて恐れられた場所もあります。調査してみると道と並行して地下水脈や断層、グローバルグリッドなどのゾーンがあり、それらが連続住宅の地下、とりわけ寝室の下を走っていることが多かったのです。

それに対する医学的な調査も数多く行われています。最も有名なのが、オーストリア経済省の住宅建築研究基金の助成を得て実施されたウィーン大学のオットー・ベルクスマン博士による大がかりな研究プロジェクトです。ベルクスマン博士を中心に医学や生物学、地質学の専門家14人が参加して、人体に与えるジオパシックストレスの影響を調べたものです。

被験者は985人。ジオパシックストレスの放射帯にいるときと、そうでないときの血液循環や、自律神経の状態などを16項目にわたってモニターしました。その結果、16項目のうち14項目で明らかな変化が認められました。その一部を紹介しましょう。

まず、ジオパシックストレスのない非放射帯で、あらかじめ被験者の体温、脈拍、呼吸、血圧のバイタル測定を行っておきます。その後、ジオパシックストレスのかかる放射帯に移り、15分後に再び測定します。すると多くの被験者に、次のような変化が観察されました。

●心拍数の変化
●心臓収縮時における血液量の変化（心臓に対する負担の増加）
●呼吸数／脈拍数の変化（自律神経の乱れ）
●筋肉電位の変化（肩こり、頭痛などの要因）
●免疫グロブリンの反応（アレルギー性疾患の危険性）
●カルシウムの上昇（高血圧の可能性）
●血液中の亜鉛の増加（発育不良、免疫力低下、全身的な体調不良の危険性）
●セロトニンの極端な減少（不眠や不安などの可能性）

被験者がジオパシックストレスにわずか15分間さらされただけで、このようにいろいろな生活習慣病や不定愁訴の兆候を示す変化が生じたのです。

もちろん、これらは一時的な生理変化であり、病気というわけではありません。

しかし生活の場である住居や多くの時間を過ごす職場の地下深くに水脈とか断層が存在し、日常的にジオパシックストレスにさらされているとしたらどうでしょう。このような変化が固定化されて、あちこちに不調や障害が出てきても不思議ではないのです。

実際、高血圧や心臓病などの生活習慣病とか、原因不明の不定愁訴のなかには、ジオパシックストレスによるものが少なくないと考えられています。

断層や地下水脈の発する波動が、私たちの気の流れ、エネルギーボディに影響を与え、攪乱し、阻害する気の滞りを作ってしまうのです。

マイナス波動の放射帯を見つけ出す方法

ほとんどの人は、知らないうちにジオパシックストレスを受けています。

とくに原因のはっきりしない慢性病、肩こりや不眠などの不定愁訴に関しては、ジオパシックストレスによって、気の流れ、エネルギーボディにブロッケードが生じていることが少なくありません。ほかにも児童の「学習障害」との関連が指摘されています。試しに子供の寝室を変えてみると、数日で落ち着きを取り戻したという学校の先生の報告もあります。

健康な人であっても、住環境によるジオパシックストレスによる大きな負荷が体にかかっているケースは少なくありません。エレクトロスモッグなどほかの負荷も加わり、その総量が限度を超えてしまうと症状が出てきます。そうなる前に負荷をなくす努力が必要なのです。

このジオパシックの負荷がかかっているかどうかも、バイオレゾナンス・メソッドによる波動チェックですぐわかります。そのときに用いる周波数は、22・50と93・50です。これは水脈や断層、グローバルグリッドのすべてに共通する周波数です。その周波数でチェックを行えば、その反応によって、大地から波動的な影響を受けているかどうかがわかります。

電磁波の影響などと同様に、この周波数によりハーモナイズを行うこともできます。ここでもハーモナイズするだけでは根本的な解決にはなりません。原因を突き止め、それを除去することが必要です。

もし、その原因が住居の土地にあるとすれば、別の土地に引っ越してマイナス波動を避けるのが理想です。しかし住居移転は、そう簡単にできることではないでしょう。そこで打つ手は、いちばん影響の大きい寝室を最も安全な部屋に移すことです。それもできなければ、ベッドを動かすことで放射帯の影響を弱めたり避けたりします。

そのためにも家のどこに放射帯が存在するかを突き止めなければなりません。バイオレゾナンス・メソッドでは、自分の土地や家、部屋に放射帯があるかどうかを確かめる方法も確立されています。それは新しい測定システムでは次のように行います。これもバイオレゾナンス実践機を用いて行うものですから、参考までに、どんな方法なのかざっと目を通していただければと思います。

①まず放射帯の波動チェックを行う人自身のジオパシックストレスの有無を調べます。それには、両手首にベルト（ディテクタ）を巻き、センサーを利き手に持ちます。プログラム番号05・00でセンサーがタテあるいはヨコに振れたら、回転するまでそのままハーモナイズします。チェックする人にストレスの負荷があると正確な測定ができないからです。

②次にその場所に、ジオパシックストレスの放射帯があるかどうかを、測定者の気の流れの変化を利用して調べます。バイオレゾナンス実践機を床と平行に保持します。そこに

〈図7〉 Dr.プライスによる乳がん患者の寝室の刺激帯調査例

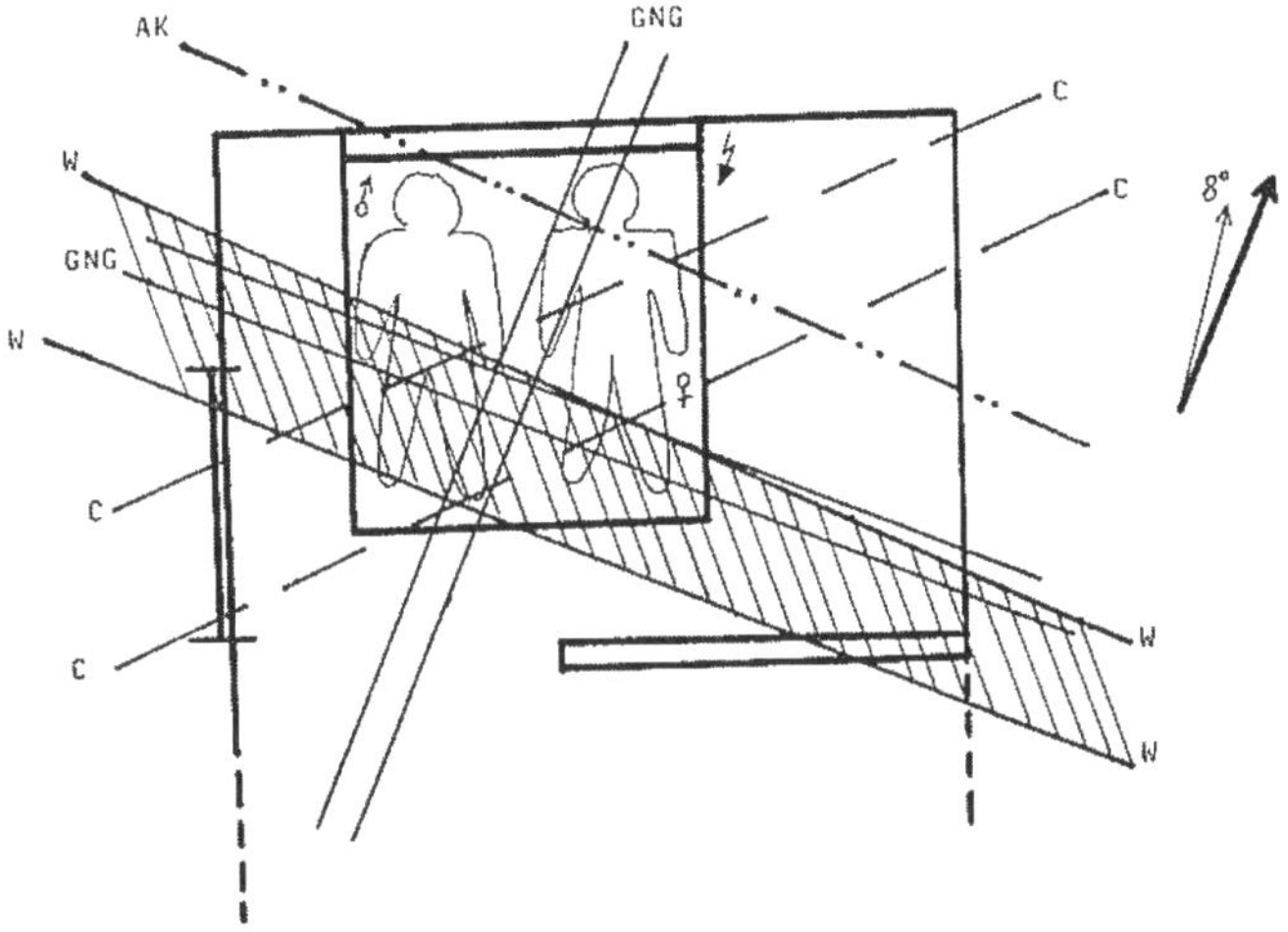

ベッドの下にX線状の広域碁盤目（GNG）と斜線の水脈（W）、さらに対角線碁盤目（C）が交差。水脈の放射縁（AK）もベッドの枠内――ここまで刺激帯が重なっているケースは稀だが、それだけ大きなストレスが……

大地の刺激帯がなければセンサーは回転します。

③センサーが回転した場所には刺激帯はないので、そこから少し移動し、位置をずらして同様のチェックを行っていきます。

④測定者が刺激帯の上に立つと気の流れに滞りが生じ、センサーが直線に振れます。センサーがタテあるいはヨコに動くところが見つかれば、そこに刺激帯が存在しているということです。

刺激帯の種類を調べたいときは、次のプログラム番号に設定してチェックをします。地下水脈は05・10、断層は05・20、グローバルグリッドは05・30です。

⑤その種類と位置を記録し、次の場所に移動してチェックしていきます。

このように順に波動チェックをし、部屋や土地を、いわばスキャンするのです。

211ページの図は、振動医学の実践医であるDr.ホルスト・プライスが、自分が主治医

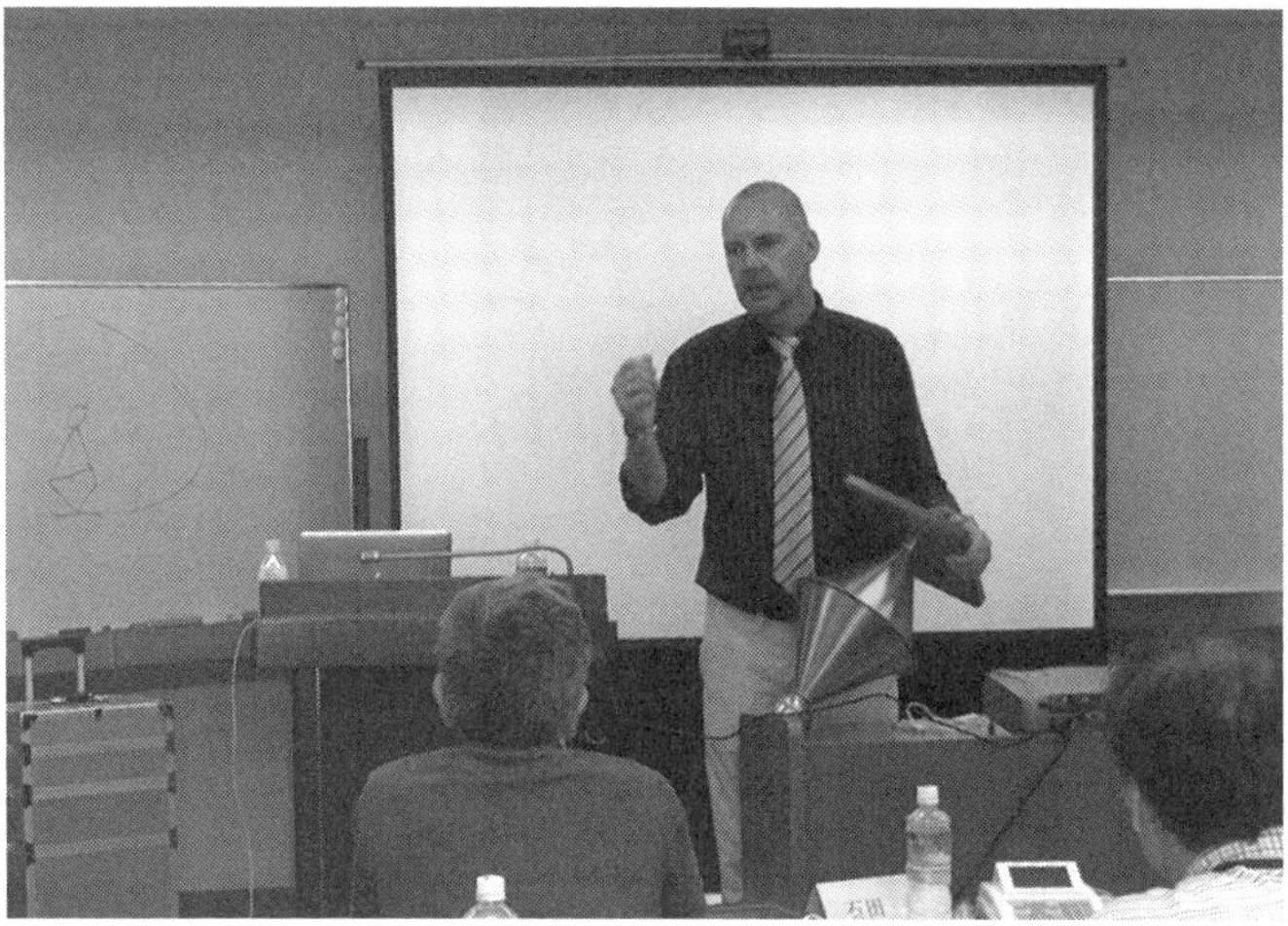

ドイツ振動医学推進協会日本支部では、3年に1度、ドイツからバウビオロギーの専門家を招いて「バウビオロギー・セミナー」を開いています。写真は特別講師のヴォルフガング・ジーヴァースさん（上）とヴェルナー・シンメルプフェニッヒさん（下）。2021年に第4回セミナーを開催

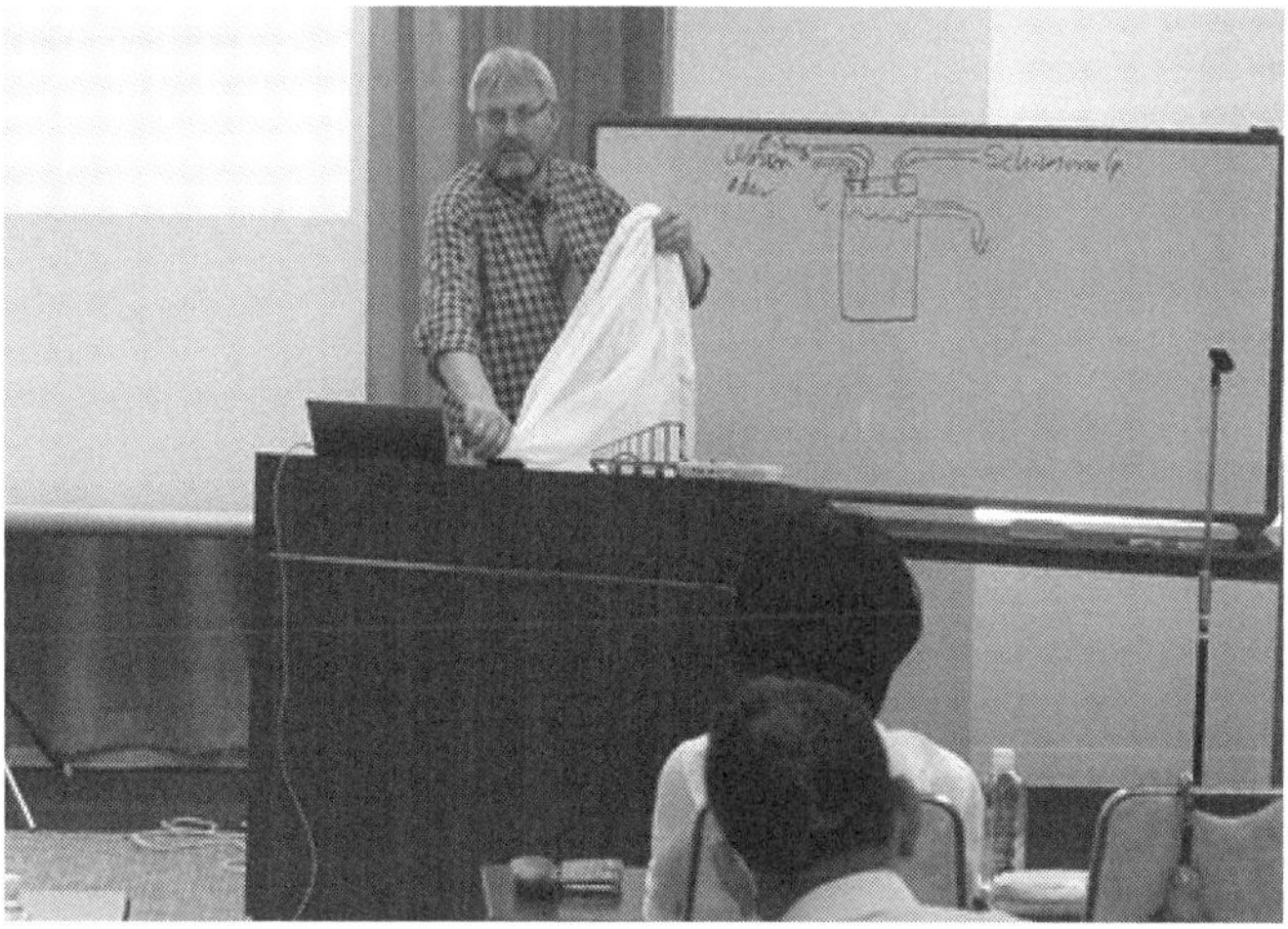

を務めるある乳がん患者の寝室を調査した結果をイラスト化したものです。ご覧のように水脈、グローバルグリッドが集中しているのが見られます。

これほど刺激帯が重なっているケースはめったにありませんが、バイオレゾナンス・メソッドでジオパシックの負荷が発見された場合、まず、寝室をスキャンしてみます。大地からの影響は、私たちにはとうてい感じられないほど微弱なものです。しかし量的な大きさと、その影響の大きさは必ずしも一致していないのが波動の世界です。

いちばんの問題は前述したように、ベッドの位置です。刺激帯にかかっていたら、ベッドを移動します。さらに前出の波動の空間調整器を寝室や居間に置いて、大地からの影響を中和して波動的なノイズのない空間をつくることも可能です。

このようにバイオレゾナンスは、私たちの健康を守るという見地から、エレクトロスモッグフリー、ジオパシックストレスフリーの波動的に整えられた居住空間を提案しています。

第6章 進化を続けるバイオレゾナンスの可能性

バイオレゾナンス導入のクリニック、治療院を視察

本書で紹介しているドイツ振動医学の中核をなすバイオレゾナンス・メソッド（生体共鳴法）は、すでに多くの国のクリニックや治療院、ユーザーに活用されるようなっています。この章では、発祥の地ドイツのクリニックや治療院で、どのように活用されているか、最前線の事例を中心に紹介します。

まず、日本のみなさんの目で実際に確認していただくために、私が2002年から2016年まで何度かドイツを案内している「ドイツ振動医学研究ツアー」において視察したバイオレゾナンスの実践現場の報告をします。

序章では、ザウアーラントの自然療法士（HP）ヒュメラーさんの治療院や大都市ケルンに近いベルクノイシュタットの内科医ゲープラーさんのクリニック、さらにハンブルクの「Dr.ゴットハルトのクリニック」を紹介しました。

ヒュメラーさんは、振動医学の創始者の名を冠した専門養成機関の「パウル・シュミット・アカデミー」で学んでHPの国家資格を取得し、自ら治療院を開業して患者さんを診ています。同アカデミーは、研究・視察ツアーでも訪問をしているので、あとで紹介しま

す。

ゲープラー医師は1990年代にクリニックを開業したベテラン内科医ですが、90年代後半からバイオレゾナンスを中心とする自然療法のセラピーも実施しているということでした。西洋医学と併用の診察室で、バイオレゾナンスの波動チェックとハーモナイズ（波動調整）を行っている様子を拝見しました。

また、「Dr.ゴットハルトのクリニック」では、亡き内科医のゴットハルトさんの娘のイザベル・ラヴリッチュさんが、アレルギー疾患で悩んでいる人に対する1000種類以上のアレルゲン（アレルギーの原因物質）のテストサンプルによる治験やデータの集積、公開によって、ハーモナイズの新たなプログラム開発をはじめバイオレゾナンス全体の発展に大いに寄与してきたことなどを紹介しました。

医師、治療家の夫婦コンビでトリートメント

ドイツには現在（2018年）、ヒュメラーさんの治療院やゲープラー医師のクリニックのようなバイオレゾナンスを実践している治療・医療機関は約6000カ所あります

（ほかに約6万5000人が家庭で利用しています）。

まず、クリニックにおいて実践している例を見ましょう。そのなかにはゲープラー医師のように自らバイオレゾナンスも学び、西洋医学と併用しているケースもあれば、家族や仲間の自然療法士と共同でクリニックを運営し、併用しているケースもあります。

北ドイツのメルベックにある内科医アクセル・シュスマンさんのクリニックはその共同運営で、夫人の治療家カリン・シュスマンさんがバイオレゾナンスを担当しています。クリニックは緑豊かな郊外の道路沿いの広い敷地を有する平屋の建物でした。かつては銀行の支店として使われていた建物だそうです。

ここに移る前は、近くのビルの2スペースを借りて、アクセルさんがレントゲンや超音波などの検査機器も備えた標準的な西洋医学の治療、一方では夫人のカリンさんがバイオレゾナンスを行っていましたが、2008年に二本立てを改め、この場所でバイオレゾナンスをメインとするクリニックを開いたのだそうです。

ですから、緊急の患者さんは少なく、バイオレゾナンス・メソッドによるトリートメントを希望する自由診療の患者さんが圧倒的に多いということでした。

視察したクリニックの内部は天井が高く、洗練されたインテリアが施され、五つのト

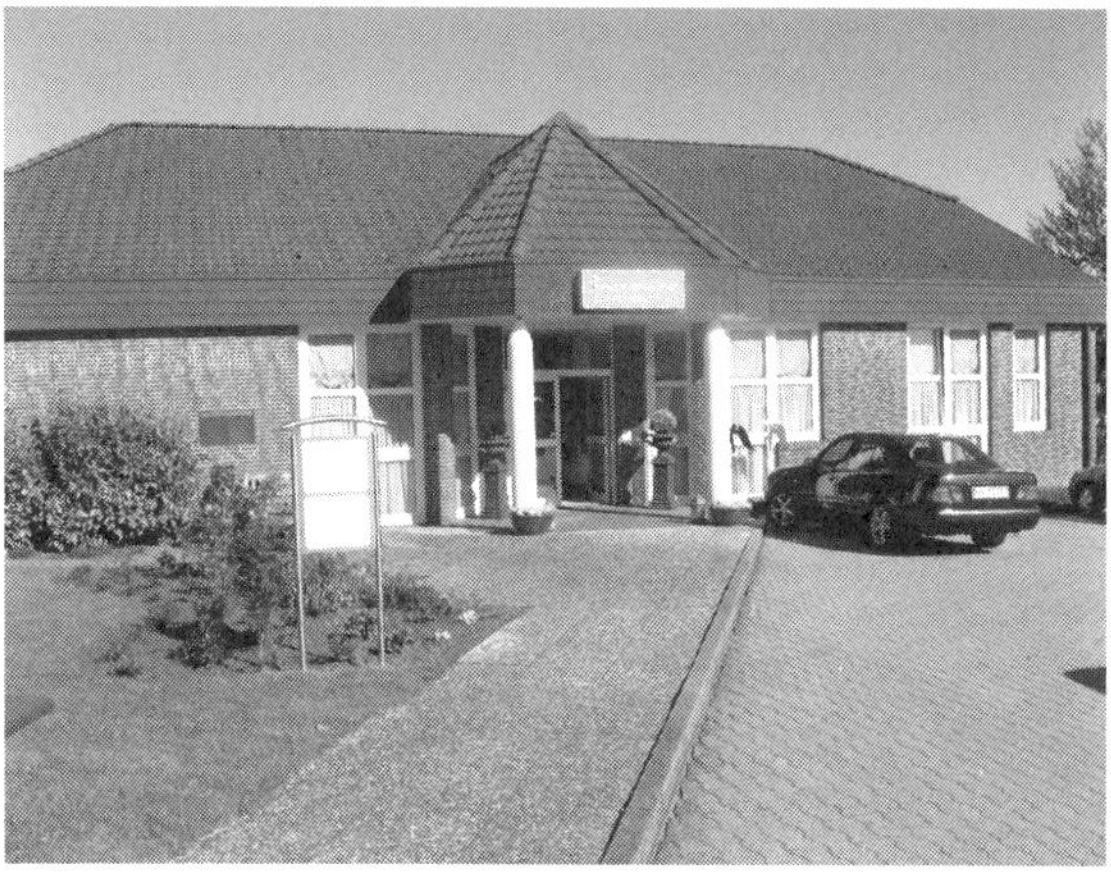

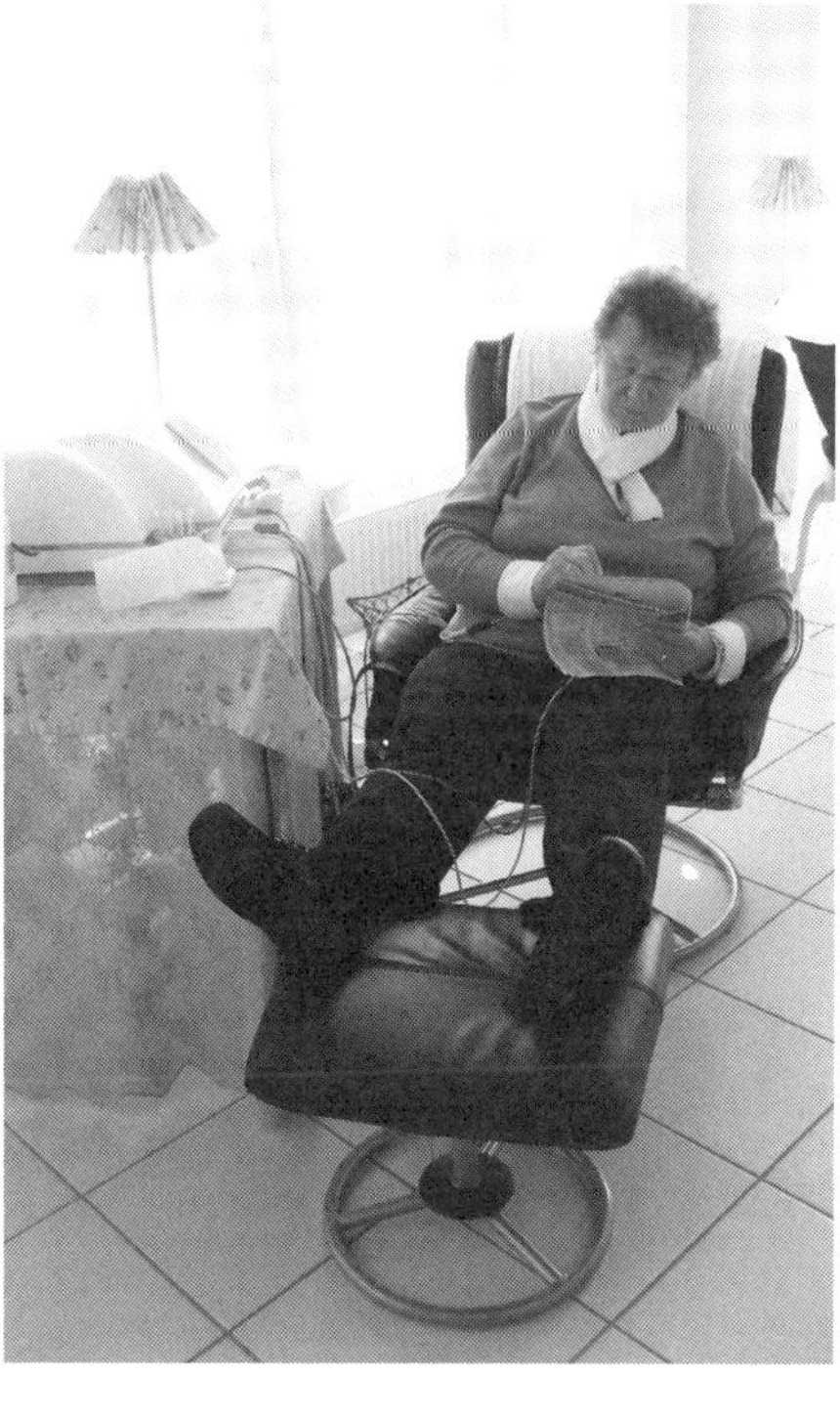

シュスマン夫妻のクリニック（上）トリートメント・スペースでのハーモナイズの様子。首や手首の白いものがディテクタ。くつろぎながら約50分のハーモナイズを（下）

リートメント・スペースは、患者さんがゆったりと寛いでハーモナイズの時間を過ごせるように工夫されていました。ほかにキッズルームなどもあり、そこでは子供たちが退屈しないように、おもちゃや絵本、それにアニメや映画を見るためのＤＶＤ装置なども備えられていました。銀行として使われていた建物が上手く生かされているようでした。

このクリニックのシュスマン夫妻は、バイオレゾナンスの世界では、それぞれに有名な医師と治療家でもあります。二人の研究の中心は、病原体をターゲットにしたバイオレゾナンス・セラピーで、その分野では比類のない業績を上げてきたパイオニアなのです。

「どんな病気でも、必ずといっていいほど病原体が関与しています。ですから、病原体とチェックすることなしに、効果的なセラピーは難しいでしょう。それは、インフルエンザや肺炎のような感染症、病原性大腸菌による食中毒とかウイルス性肝炎など、病原体が原因となる病気だけではありません。たとえば、通常のがんのように、発症プロセスに病原体がかかわっていない場合でも、病原体が体内に存在することで免疫のバランスが崩れ、それが抗がん剤などの治療効果にブレーキをかけてしまうケースもあります。このような意味で、どのような病気にも病原体が関与しているといえるのです」

Dr.シュスマンが指摘する病原体には、病原性の細菌やウイルスだけでなく、カビや寄生虫、原虫なども含まれます。それらがもたらす直接的な害毒のほかに、私たちの体内・体表面にそれらが存在することによる波動的な負荷を無視できない、いや、それどころか、健康を考えるうえで最重要なポイントの一つになっているとDr.シュスマンは強調しているのです。

この病原体の繁殖や活性化には、これまで述べてきた衣食住を中心とする生活環境が大きく関係しています。たとえばジオパシックストレスを受けている人は、そのために免疫力が低下し、細菌やウイルスに感染しやすくなることもわかっています。

ドイツの最近の事例でも、野菜に付着していたと見られる病原性大腸菌による食中毒で4人もの人が亡くなるという不幸な出来事がありました。ほぼ同じころ、日本でも熱処理しなかった生の牛肉が原因で食中毒が発生し、何人もの犠牲者が出たと聞きました。

事情はそれぞれにあるとしても、これは決して偶然の出来事といいきれないところもあります。地球の温暖化による気温上昇が続けば、日本もドイツも、今後ますます病原体の脅威にさらされるからです。

その意味で、Dr.シュスマンの臨床研究は、振動医学の領域を越えて、私たちの健康維持に大いに貢献するだろうと思います。

バイオレゾナンス・メソッドの最新システムには、夫妻の研究成果が「原因指向型システムトリートメント」というプログラムになって組み込まれ、誰でも簡単に利用できるようになっています。

Dr.シュスマンからは、白血病やアルツハイマー、発達障害、筋委縮症などの難病についてのバイオレゾナンスの実践例も紹介していただきました。219ページの写真は、波動チェックで見つかった患者さんが気の滞りのハーモナイズ（波動調整）を行っているところです。首に巻かれているタオルのように見えるのは、ディテクタ（検波器）の一種で、これが身体に波動を送ります。両手首にもディテクタが巻かれています。患者さんは本、雑誌を読んだり、音楽を聴いたりしながら、リラックスしてハーモナイズの時間を過ごすことができるようになっていました。

自分に合った療法を選び、組み合わせる

225ページは、ドイツ中西部のアッテンドルンという歴史ある観光の町のDr.ラウフェンベルクのクリニックを訪問したときのものです。女性が座る受付カウンターの後ろの壁

には、このクリニックで受けられる療法が多数列記されていました。

Dr.ラウフェンベルクは内科医ですが、患者さんの症状や希望に応じて、「代替医療」としてバイオレゾナンスをはじめ、さまざまな療法を受けることができるようになっています。ドイツの健康保険は、公的（約9割が加入）と私的（約1割）の2種で、いずれも通常の治療だけでなく、程度の差はあるものの、一部代替医療にも適用され、異なる療法を併用しやすい仕組みになっています。

このクリニックには、Dr.ラウフェンベルクはじめ5人のドクター（うち1人は検査専門医）と2人のバイオレゾナンスを中心に行うＨＰ（自然療法士）が所属しています。内科医として病院勤務の経験もあるDr.ラウフェンベルクは、「多くの患者を診てきて一般の現代医学だけで何とかしようとしても改善していかないケースにぶつかり、限界を感じることが多くなった」ことが振動医学などの代替医療に取り組んだきっかけといいます。

そして振動医学、バイオレゾナンスなどの代替医療の認識、研究を深め、１９９９年に同じ思いの仲間とこのクリニックを立ち上げたそうです。

初めて訪れる患者は、普通のクリニックのつもりで来院する人が多いようです。西洋医学以外の療法は、「これには、このような別の療法もありますよ」と紹介し、患者さんが納得して、それを求める場合に実施しているといいます。

「西洋医学だけでは患者さんが抱えた問題を解消する解決策を提示できない場合でも、バイオレゾナンスをはじめ複数の療法を組み立てて患者さんにベストな治療を提供できるのです」とDr.ラウフェンベルクは、その利点を語っています。

クリニック内には診察室や処置室とは別にバイオレゾナンス専用のセラピールームがありました。落ち着いた雰囲気の部屋で、木製のリクライニングチェアに背中を預けてゆったり座り、ハーモナイズを受けることができるようになっています。これが2台あります。このバイオレゾナンスのトリートメントだけを受けに通っている患者さんも少なくないようです。

そのトリートメントを担当しているバイオレゾナンスの療法士（HP）の1人が、ラウフェンベルク夫人です。夫人は、

「気の流れを整えることによって、自然治癒力、免疫力を引き出すことは、どんなケースにも必要とされます。私は、パウル・シュミット式バイオレゾナンスを、『調整医学』と表現しています。たとえば西洋医学で手術を行った後で、バイオレゾナンスの調整をすると、回復が早まるというケースも多いのです」

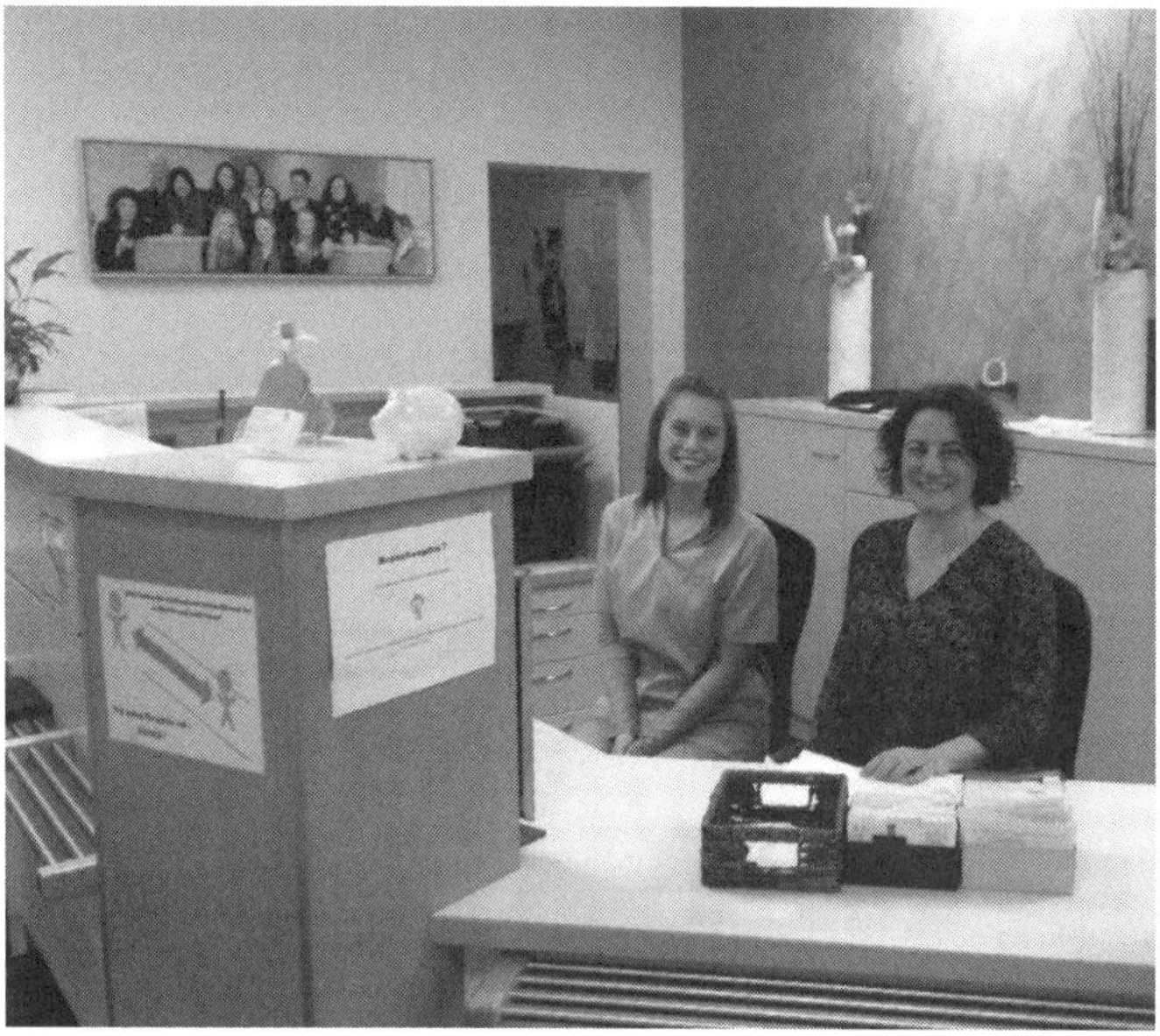

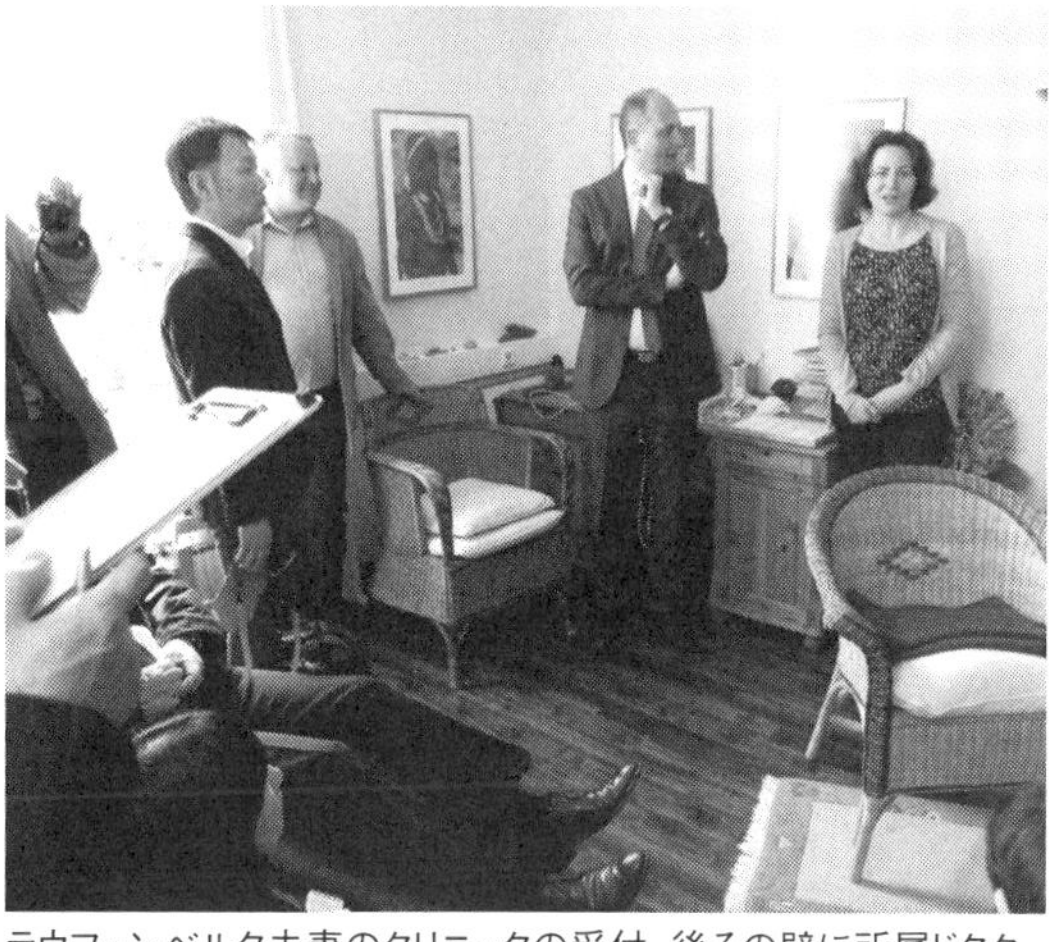

ラウフェンベルク夫妻のクリニックの受付。後ろの壁に所属ドクター、HPなどスタッフの写真（上）左から2人目がDr.ラウフェンベルク、右端がHPの夫人（下）

「初めてバイオレゾナンス療法を行う際は、歯を含めて全身のエネルギーチェックを行います。最近、歯や口腔内の環境がさまざまな病気に関連していることが明らかになっています。病気と歯の関連性は非常に重要で、とくに慢性の病気がある患者さんには、必ず歯と口腔内のエネルジェティックな状態を調べるようにしています」

などの説明をしてくれました。

日本でも最近、歯や口腔の状態と内臓の病気や腸内細菌の働きなどの関連性が大きくクローズアップされているようですが、その生命エネルギー（＝気）、つまりエネルジェティックな状態を調べることによって、いち早く異変を発見し、対処できるということでした。

また、ラウフェンベルク夫人は、最近、アレルギー症状を抱える人が急増していて、その人たちに対してバイオレゾナンスが効果的に作用していることも強調していました。

クリニックと連携、バイオレゾナンスの鍼や指圧も

クリニックではなく、バイオレゾナンス中心の「自然療法」を看板に掲げている治療院

にも、西洋医学のクリニックと連携、協力関係のもとに運営しているところが少なくありません。スキーやリュージュなどのウインタースポーツでも知られるヴィンターベルクの西にある小さな村、フレッケンベルクののどかな田園地帯のベアーテ・クレーマーさんの治療院もそうでした。

クレーマーさんのバイオレゾナンスとの出会いは、ご自分のお子さんのアトピー性皮膚炎の治療のためでした。一般的治療ではなかなか改善しなかった症状が、何度かハーモナイズを受けるうちにきれいに治まったそうです。

その体験から、消化器科のクリニックに勤務していたクレーマーさんは一念発起し、バイオレゾナンスのセラピストになるべく前述のパウル・シュミット・アカデミーで学び、国家資格のＨＰを取得したのです。

自宅で1年半ほどトリートメントの経験を積んだ上で、２０１１年に現在の治療院をオープンさせたといいます。

クレーマーさんの治療院もやはり伝統的な建物の中にありました。ハーモナイズを行う部屋、指圧を行う部屋など、いくつかに分かれています。それぞれが落ち着いた色調で、くつろいで治療を受けることができるようになっています。

西洋医学やクリニックとの連携、協力関係は、実際はどのように行われているのでしょうか。

クレーマーさんは、まず、「病院で一般的な治療を受けている方が、こちらでハーモナイズを受けている、というケースは珍しくありません」という。そして、

「たとえば、薬を日常的に服用しているという方ですと、それは患部の治療に効果的であっても、ご存知のとおり、薬を飲み続けることでどうしても腎臓への負担が大きくなってしまいますから、こちらへ来ていただいて腎臓負担を軽減するハーモナイズを行っています。また、連携している医師や歯科医師の方から、問題がある患者さんの原因が特定できないので、『病原体を調べてほしい』などの依頼を受けることもあります。原因がわかれば、より確実な治療法を組み立てることができます。バイオレゾナンスは、他の療法と連携することに問題はありませんし、それによって心身の負担を軽くしたり、治癒効果を高めたりしていくことができると実感しています」

といいます。協力関係にあるクリニックといっても、実はそれは近隣の町の病院や診療所で、村にはこの治療院しかないそうです。そのため、村の人たちは、身体の調子が悪いと、まずクレーマーさんの治療院にやってくるようなのです。それは親身な対応が支持さ

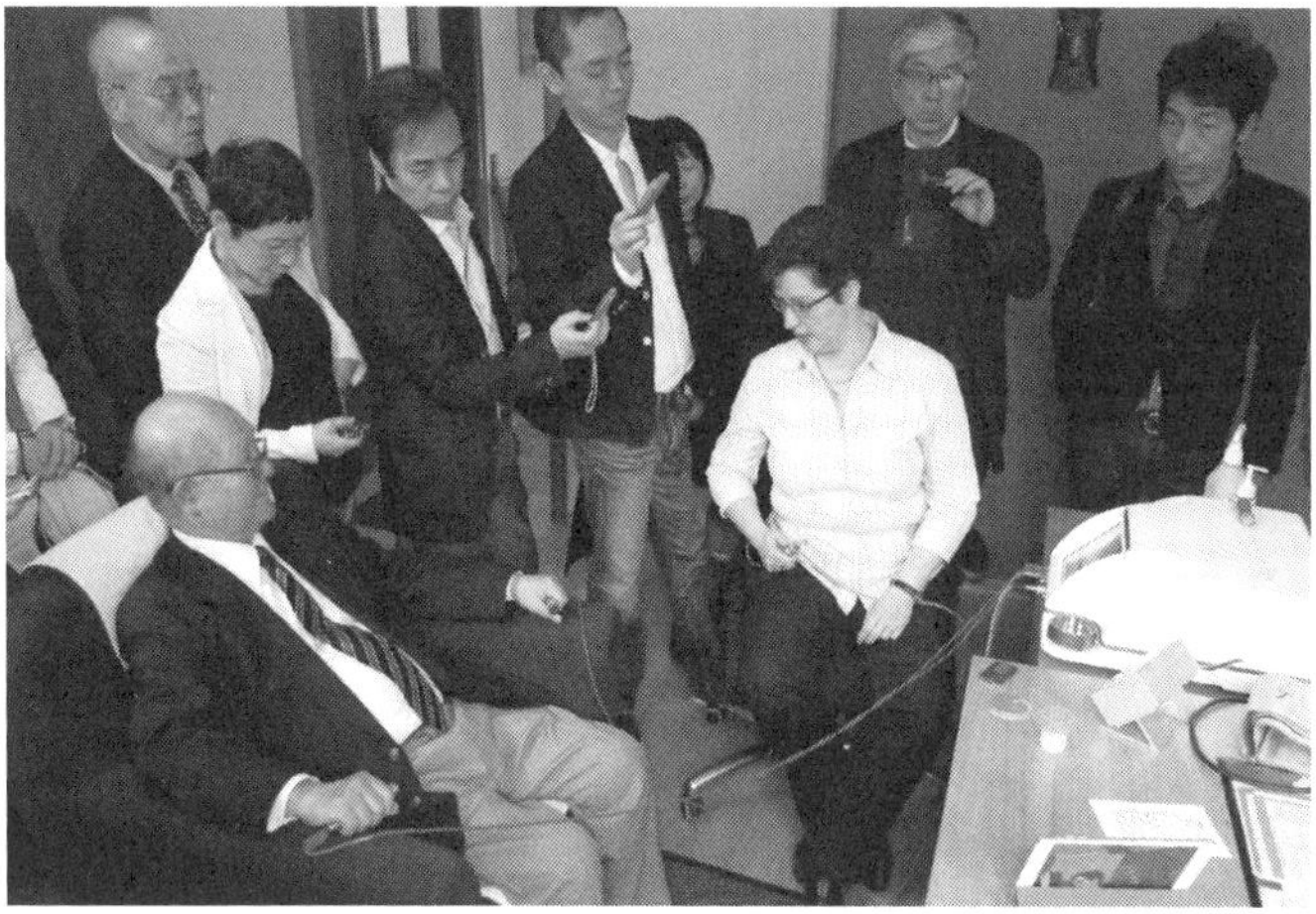

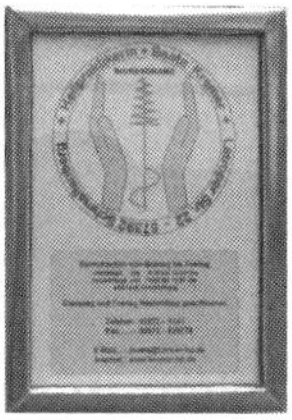

HPのクレーマーさん（右から3人目）から説明を受ける研究・視察ツアーのみなさん（上）クレーマーさんの治療院が入る美しい伝統的な建物と1階の案内プレート

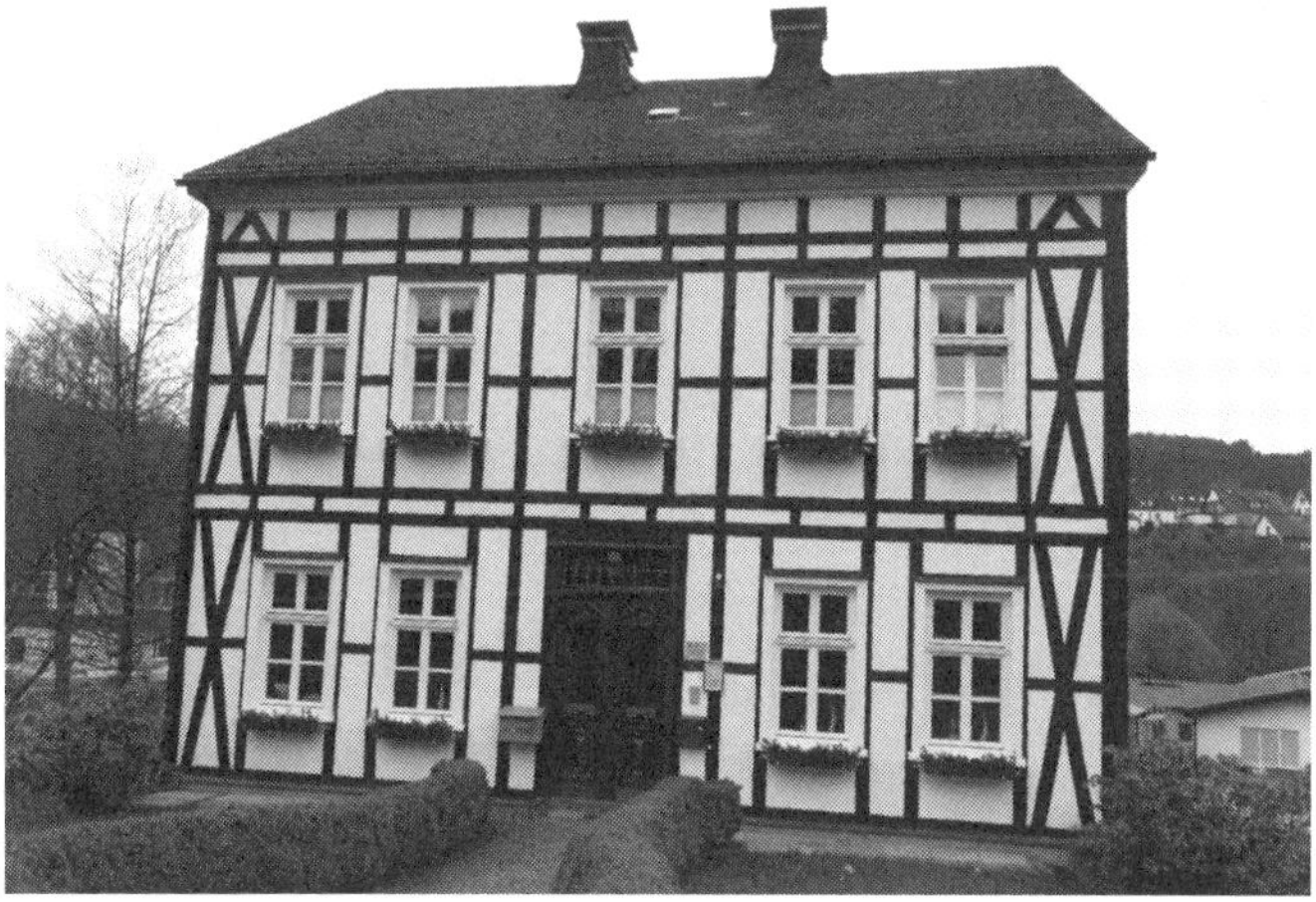

れている結果でもあるのです。

複数の代替療法、自然療法を扱う治療院ではありますが、クレーマーさんは次のように説明しています。

「私の診療のメインは、あくまでもバイオレゾナンス療法で、80～90パーセントはバイオレゾナンスのハーモナイズです。どのようなケースでも、最初に波動チェックを行い、ハーモナイズを受けていただき、必要に応じて鍼や指圧なども複合的に行うこともあります。ハーモナイズは週に1回とか週2回とか、その方の症状によって異なります。自宅でも集中的に行う必要がある場合、バイオレゾナンス実践器の貸し出しも行っています。基本はここでのハーモナイズで充分ではあるのですが、次回まで何もないと不安に感じる方もおられるので、それを補うために他の自然療法の処方を行うようなこともあります。それが確かな安心材料となることもありますので……」

クレーマーさんが、村の患者さんたちといかに親身に、そして細心の注意を払って接しているか、それが伺えるような話を聞くことができました。

クリニックなどとの連携、協力も、患者さん中心に考える姿勢からはとうぜんのことであるとも感じました。

Dr.ミールケの動物病院──「もの言えぬ動物」たちにも有効

バイオレゾナンスの実践家には、西洋医学と併用するドクターや独自の治療院でセラピーを行っている療法家などとともに、動物病院、ペットクリニックで活用しているドクターも少なくありません。ドイツ研究・視察ツアーでも毎回、何人かの日本の獣医さんがその実情を見るために参加しています。

バイオレゾナンス・メソッドは、ペットなどの動物に対しても、とても効果的です。人の「未病」の発見にも優位性を発揮するバイオレゾナンス・メソッドは、「痛い」とか「ここが悪い」などと訴えることのできない「もの言えぬ動物」たちに対して、全身を優しく波動チェックして、不調の原因や場所を見つけ、その滞りをハーモナイズ（波動調整）して解消することができます。ですから、ドイツでも日本でも、獣医さんの実践家が増えているのです。

そこで、この研究・視察ツアーでも、動物病院などの視察もスケジュールに組み込んできました。

「獣医師Dr.クリスティン・ミールケの動物病院」も、その一つです。ブレーメンの近く、マートフェルトにありました。道の両側に青々とした牧場が広がり、ところどころに赤レンガの家が見えます。目指す動物病院は、やはり広々とした敷地に、ゆったりと建っている大きな赤レンガの建物でした。

金髪の女性獣医師Dr.クリスティン・ミールケさんが、にこやかに一行を迎えてくれました。都会の動物・ペット病院とは違い、犬や猫、小鳥のようなペットだけでなく、近くの牧場の馬などの大型の家畜の治療も多いため、屋根も天井も非常に高い、馬小屋風の大きな平屋建てという造りになっていました。

ツアー参加者だけでなく、おそらく本書の読者にも、動物・ペット病院の関係者や、ペット・家畜の健康に関心をお持ちの方が多いだろうと思います。その方たちの関心にも応えられるように説明をしてみましょう。話が多少専門的になるところがあるかもしれませんが、その点はご容赦ください。

ミールケさんの動物病院では、バイオレゾナンスの専門家のグートルン・ブンケンブルク女史が協力しています。じつは動物病院訪問の前日、ツアー参加者を対象に、ブンケンブルク女史の講演が行われたので、その話の要点をまず簡単に書き出して紹介しておきます。

●ハーモナイズは、人も動物も同様の結果があらわれる。ただ、動物のほうが人間より早くあらわれるのは、いつも不思議に思うことの一つ。

●動物もやはりエレクトロスモッグやジオパシックストレスの負荷を受ける。動物にジオパシックストレスがある場合、飼い主もとうぜん同じようにそれにさらされていると考えられる。ドイツではそのようなケースでは、バイオレゾナンスの実践者同士のネットワークがあるので、飼い主をチェックするために普通の病院か治療家をすぐ紹介することもできる。

●面白いことに猫はジオパシックストレスのある場所を好む。一般的に動物はそれに敏感だが、その負担のために体調を崩すことは少ない。人間のほうは鈍感であるぶん、その影響も大きくなりやすい。

●犬などのペットは、テーブルやデスクで仕事をする飼い主の足元にいることも多い。そのような場合、電気コードなどの強い電磁波を受けているケースが少なくない。

ブンケンブルク女史の話では、当時は、動物のトリートメントでも人用のプログラムを使っているけれど、それでも支障はなく結果も良好とのことでした。

しかし、その後、やはり、動物に施したトリートメントのデータを集積し、検討を重ねて、動物用プログラムを開発、完成しました。その際、ドイツだけでなく、ペット・家畜の治療例が豊富なオランダの獣医師さんたちからもデータの提供を受けてプログラム開発が進められました。

ブンケンブルク女史は、このように解説をしながら、次を見据えて、「日本のみなさんからも、多くの実践データを寄せていただきたい」と話していました。

また、ペット、動物のトリートメントにおいて、私がつけ加えておきたいのは、「動物にはプラシーボ（心理的効果）がない」ということです。バイオレゾナンスに対して、これまでハーモナイズの効果はプラシーボではないかという疑問や批判もありました。しかし動物にプラシーボはありません。

バイオレゾナンスの歴史のなかで、プラシーボのない動物でも人と同じような結果が出たことは、信頼性を大きく高めることにもなったのです（さらに序章でも紹介したように、プラシーボなどまったく関係のない細胞レベルの研究成果も発表されています）。

皮膚に炎症が見られる馬のトリートメント

Dr.ミールケの病院では、屋内の治療施設を見学したあと、外で馬のハーモナイズを見せてもらいました。先に伺った治療室には包帯を巻いた犬がいました。前夜、交通事故で重傷を負い、手術を施されたものでした。

「ケガは、バイオレゾナンスではどうにもなりませんよ」

Dr.ミールケは、笑顔で一言つけ加えました。人の場合も同じです。刃物などによる外傷や骨折などの物理的な損傷を縫ったり、つないだりするのは、バイオレゾナンスが直接対象にするものではありません。それは別に治療をします。

このメソッドは、あくまでも生命エネルギーの滞りを解消し、気の流れ、生命力を取り戻すものです。もちろん、ケガや骨折をした場合でも、波動調整を併用することによって早く治癒した、あるいはスムーズにリハビリができたなどといった事例がたくさん報告されています。これは気がスムーズに流れるようになったことで、それぞれの体が本来持っている自然治癒力が高まった結果といえるでしょう。また、傷をつけた繊維芽細胞の結合組織がバイオレゾナンスによるトリートメントによって細胞増殖、つまり傷の治癒力が活発化したという科学者による実験データも序章で紹介しました。

私たちは、裏庭に出て1頭の馬を紹介されました。この「患者」の背中には、大きなエリアディテクタがかけられていました（次ページ下の写真）。まず、波動チェックが行われました。

「この馬は、皮膚に問題がありそうですが、ひととおりの周波数レンジテストでチェックをしてみます」

Dr.ミールケは、このように言いながら、これまで視察したクリニック、治療院で使われていたものと同じバイオレゾナンス実践機を起動させました。

「〝活性化〟は大丈夫。でも、ジオパシックストレスでは水脈の影響が出ています。おや、結合組織のところに反応が出ました。結合組織の項目でひっかかる場合は、酸・アルカリのバランスが崩れて、そこにブロッケード（滞り）が発生しています。では、このシャーレにアルカリを入れてみましょう。ほら、ロッドの動きが回転に変わりました。アルカリを加えると正常化するところから、この馬はアルカリが不足していると考えられます。シャーレの中のアルカリ物質を取り除くと、ご覧のように回りません」

シャーレは実践機に接続されています。私たちの目の前でしばらくじっとしていた馬が、

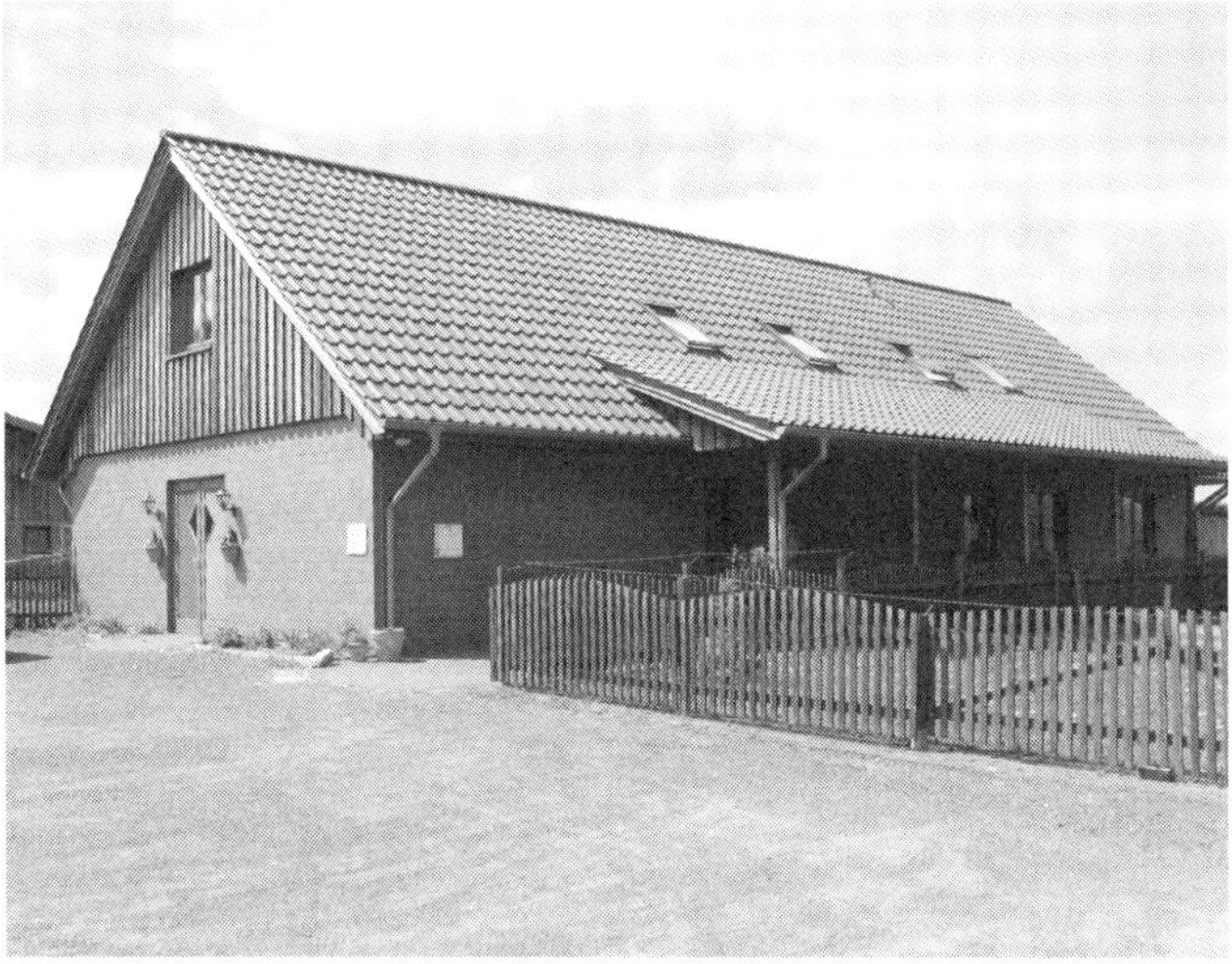

大型の家畜の治療も多い天井の高いDr.クリスティン・ミールケの動物病院

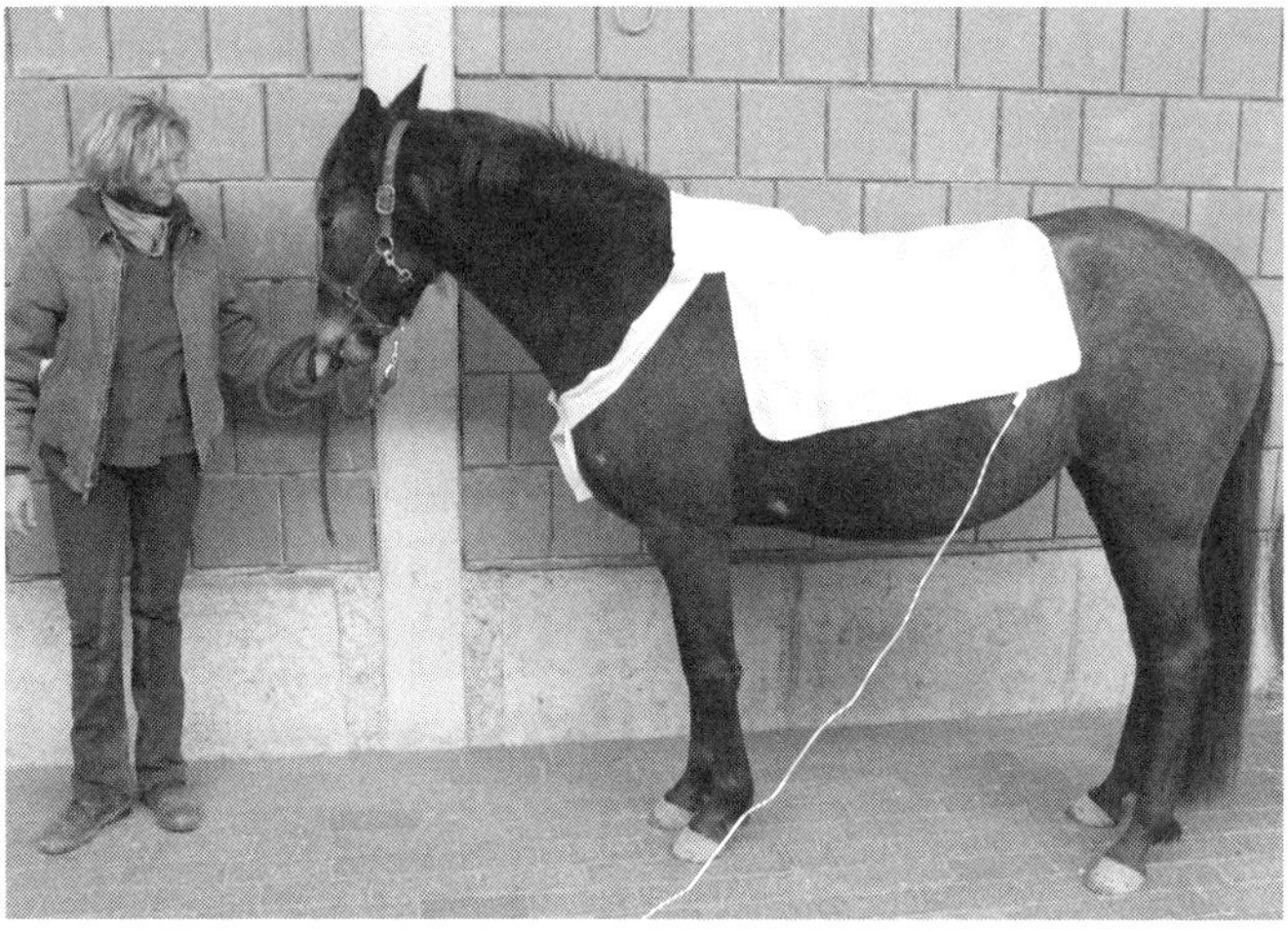

患者（馬）の背中には大きなエリアディテクタ

足踏みを始めました。

「どうやら、あきてしまったようですね。でも、ハーモナイズに入ると、リラックスします」

確かに、ハーモナイズが始まると、馬は足踏みを止め、また、おとなしくなりました。

「足先の関節をこのように曲げるのは、リラックスしている証拠です。馬は一日中立っていなければならないので、こうして筋肉を休めるのです」

見慣れない大勢の人の前に引き出され、はじめは興奮気味だった馬もやがて落ち着き、さらにハーモナイズが進むと、リラックスしたのか、おとなしくなっていったのが印象的でした。

参加者の獣医さんから、専門的な質問も出て、非常に有意義な訪問になりました。

その獣医さんの一人が、ツアー後のアンケートに答え、この動物病院の感想を書かれていました。それを紹介しておきましょう。

「この病院の住人である犬や馬たちもよい〝気〟で満ちている。しばし、われを忘れて動物たちと戯れた。彼らは日本の犬や猫たちとどこか顔つきが違う。そして、礼儀正しい。心が病んでいないというのが適切かもしれない」

このドクターによると、日本では、飼い主との関係で心を病んでいる犬や猫が非常に多いそうです。

心の病気が、人だけでなく、動物にも広がっているということです。それはバイオレゾナンスがこれから考えなければならない新たな分野なのかもしれません。

ドッグフードが体に合わなかったペット犬の症例

研究・視察ツアー終了後、Dr.ミールケから実践データが送られてきました。あわただしい視察で治療例を伺う時間がとれなかったので、それを補うためにわざわざ提供してくださったものです。そのなかから一つだけ実践例を紹介しておきます。

8歳のシェットランド・シープドッグ・シェルティのケースです。

シェルティを連れてきた初老の飼い主によると、食欲が落ち、よく体を掻いている。調べると体毛にたくさんのフケが見つかった。ドクターが、定期的にブラッシングしているかを確認すると、最近はしていないという。理由は犬に落ち着きがなくなり、ブラッシングができないとの返事。また、庭の芝生で転げまわっているのをよく目撃するようになった。夜間も落ち着きなく歩きまわり、体を掻いている。さらにときどき下痢をし、腹部の膨満もある。

このような変化は4カ月ぐらい前に始まった。それ以前は、いたって行儀のよい犬だったという。

シェルティのふさふさとした背中の毛を分けてみると、ひどい炎症を起こしている。そこでドクターはまず、シェルティのびっしり生えた長い毛を刈ることに決めた。刈ったあとに出てきたのは、炎症とひっかき傷で、すっかりただれてしまっている皮膚だった。

それからドクターは、バイオレゾナンス実践機によって周波数レンジテストを行うと、「胃腸」「肝臓」「免疫システム」に負担を受けていること、そして「アレルギー反応」や「たんぱく質の代謝」に問題があることも示され、「腎臓」にかかわる強いブロッケードを見つけ出すことができた。

ドクターはさらに飼い主に「次回は、シェルティに与えている餌をすべて持ってきてください」と頼み、その餌を波動チェックすると、「愕然とする結果が得られた」という。飼い主が与えている缶詰もドライフードも、シェルティにはすべて「不適合」だったのだ。餌の成分である牛肉と鶏肉にはとくに強い「不適合」が出た。反対にラム肉と魚はよく適合していた。

そこでドクターは、次のようにトリートメントプログラムを実施した。

まず、周波数レンジテストでわかったブロッケードをハーモナイズ。また、新しい波動調整システムによって、「活性化」「鍼経絡」などのプログラムを組み合わせ、さらに「アレルギー」「胃腸の領域の補助」、そして特別な「解毒」のプログラムを使った調整を行った。

これをハーモナイズのパターンとして週2回トリートメント。併せて皮膚の再生を促す入浴も実施。与える餌はラム肉のドライフードに限定した。

数日後、ひどい掻き傷とただれがよくなったのが観察される。新しい柔毛が生えてくるまでに2カ月ほどかかったが、その後のシェルティの回復は早く、問題が起こる前のおとなしい、のんびりした犬に戻った。

シェルティはその後もラム肉の入った餌だけにするようにした。飼い主はおやつをやることもやめた。

今は年に1度、チェックのために通院しているが、シェルティはすこぶる元気で、ふさふさの柔らかい毛も生えそろったという。

歯科クリニックや鍼灸治療院でも活用される

近年ヨーロッパでは、薬害、医療過誤などによる従来の医学への反省から、東洋医学への関心が高まる一方です。ドイツでも今や鍼灸の治療院が珍しいものではなくなってきました。

ベアーテ・マンデルラさんが、ドイツ第二の都市ハンブルクの南の古都ツェレで開いている治療院もその一つです。マンデルラさんは20年ほど前にパウル・シュミットのバイオレゾナンスに出会い、伝統的な鍼治療から、バイオレゾナンス鍼に切り替えました。これは波動による鍼でも通常の鍼と変わらない治療効果が得られたことと、やはりまだ鍼治療にそれほど慣れてはいないドイツ人には、「体に鍼を刺す」ことに抵抗感のある人が少なくなかったことが理由だったそうです。

マンデルラさんは、急性膀胱炎の女性（38歳）、C型肝炎の男性（56歳）、頭痛とアレルギーの男性（30歳）の経絡のハーモナイズの事例などを紹介してくれました。

日本の方なら鍼やお灸に慣れている人も多いかもしれません。しかし、ドイツではまだ不安になったり恐がったりする人が少なくないというのが現実です。その点、バイオレゾナンスの鍼は、見た目にも感覚的にも、強い刺激とは無縁のものですから、マンデルラさんの治療院でも、クライアントのみなさんは、リラックスして気持ちよさそうにハーモナイズを受けていました。


「ドイツ振動医学研究ツアー」では、このように多くの施設を視察してきました。

また、ドイツでは乗馬の人気が高く、郊外には乗馬クラブを兼ねた牧場などもたくさんあります。その近くにはDr.ミールケのような獣医師がいて、動物病院が営まれていることが少なくありません。ツアーの度にそのような動物病院も視察してきました。

さらに、ブレーメンの歯科クリニックなど、いくつかの歯科医院も視察しました。バイオレゾナンス・メソッドは、歯科、口腔外科のクリニックにも取り入れられています。それぞれに工夫し、活用している実情を間近に見て、その有用性を確認をしてきました。

このような研究・視察ツアーなどの体験も力になり、日本においても年々、同じようにバイオレゾナンスをそれぞれの活動の場に取り込み、実践している専門家が増えていると聞き、本当に心強く思います。

Dr.フィートが36人の「心不全」クライアントの治験例を発表

これは視察ツアーとは異なりますが、2018年5月、フランクフルトにおいてパウル・シュミット・アカデミー主催のインターナショナル・コングレスが開かれ、そこで注目すべき発表が行われました。ドイツ東部のケムニッツにあるケムニッツ病院のトーマス・フィート医師が、「心不全」に苦しむ36人のクライアント、患者さんに対して行ったバイオレゾナンスのトリートメントの結果を報告したのです。

そのトリートメントは、同病院において、通常の医学（西洋医学）によって長期間加療されてきたクライアント中心に約1年6カ月にわたって行われたものです。

Dr.フィート（1962年生まれ）は、ケムニッツ病院で「心不全」がみられる心臓疾患のクライアントを診ている循環器専門の臨床医ですが、3年ほど前からバイオレゾナンスの研究も始めたようです。死亡率の高い心臓疾患の専門医として、バイオレゾナンスのトリートメント効果と実績に関心を抱いたからだそうです。

今回の報告も、やはり同病院で治療を受けているクライアントにトリートメントを行った結果です。報告内容は、通常医学との併用部分もあり、非常に専門的な内容のため、理解できる範囲で、要点のみを紹介します。

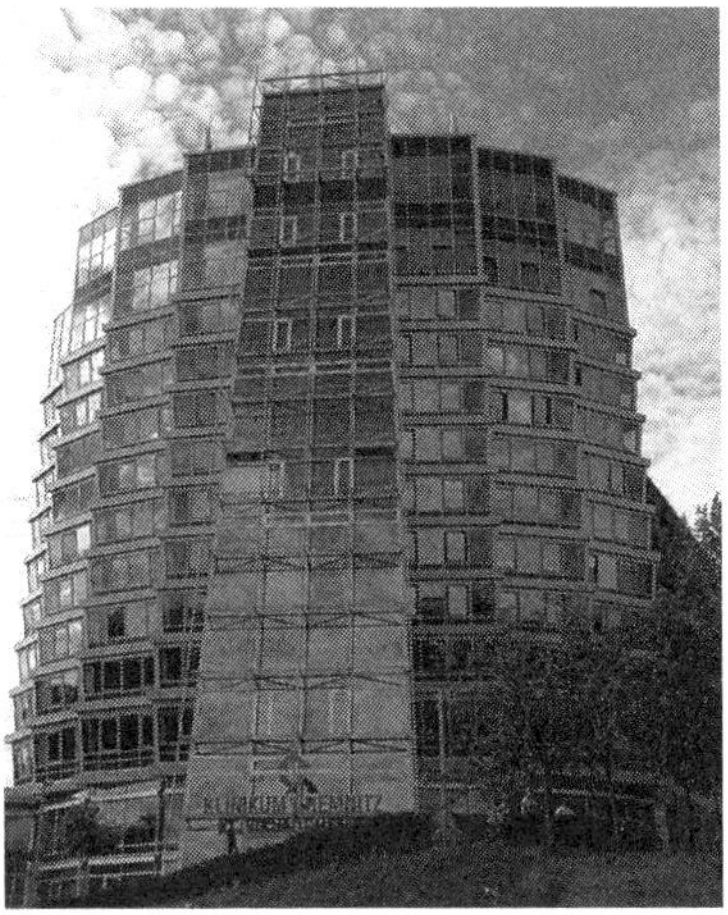
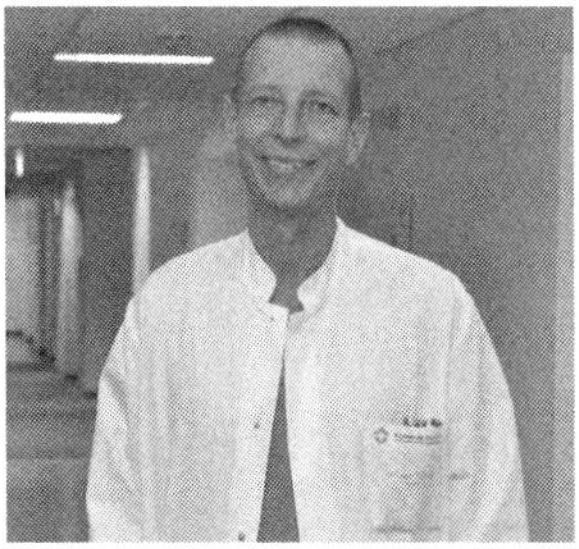

「心不全」に苦しむ36人の患者さんへのトリートメント結果を発表したトーマス・フィート医師とケムニッツ病院

対象となった36人は、通常医学の治療を受けてきたものの、程度の差はあれ、まだ病状が認められている「機能的に問題のあるクライアント」です。症状に応じて内容は異なりますが、原則的に「週1回（計12〜16回）のバイオレゾナンス・トリートメントが行われました。その結果、たとえば、「狭心症の人の胸の狭窄感がほぼ解消」「発汗発作がなくなる」とか「心電図には明確に現れないけれど、頻繁で短く強い不整脈の感じがあるクライアント」の状態が「減少・削減」に向かったなど、軽度のケースでは90％が改善の効果があったとされています。

また、症状に応じて、まず実践機で周波数のレンジテストを行い、その人の症状に合ったトリートメントのプラグラムを作成し「就寝中6～7時間のトリートメントを一晩おきに実施」した上で、3カ月後に再度レンジテストを行い、プログラムを作成し直してトリートメントを繰り返すことで、「重篤な疾患があるクライアント」も、血液の左心房拍出量などが「改善」されたり、息切れ、腹水、膨満感などに対してもよい効果を現したりと、「臨床的に安定」を見せている事例などが紹介されています。

「心不全」の重篤な症状があるクライアントには、臨床的な治療との併用で、今後さらにトリートメントを継続していくとも報告されました。まだ、中間報告的なところもありますが、大いに可能性を感じさせる報告となりました。

自然界の振動を使う体にやさしいメソッド

パウル・シュミットのバイオレゾナンスは、これまで紹介してきた医療・治療施設や研究機関だけでなく、一般の家庭やオフィスなど、さまざまな場において活用され、多くの人の健康維持に役立っています。とはいえ、まだ発展、進化の途上の健康医学ということになります。

その歴史は、東洋医学（中医学）・チベット医学、あるいはわがドイツが発祥地とされる西洋医学などと比較になりません。パウル・シュミットが、バイオレゾナンス理論を確立してから、まだ四十数年の歴史しかありません。

もちろん「歴史が浅い」あるいは「科学的に認定されていないところがある」からといって、「未完成で信頼度の低いもの」というわけではありません。

気の流れの滞りを解消し、私たちが本来持っている生命力を存分に引き出すことを目的とするバイオレゾナンス・メソッドは、健康法のコア（核）として、しっかり確立されています。そのうえでの実践とデータの集積、解析、応用、さらに最新テクノロジーも取り入れた革新や新しいアプローチ法の開発などによって進化を続けています。常に新しい分野にも挑戦し、自らを発展させています。

これは現代医学（西洋医学）においてもいえることでしょう。「完成」という「発展の停止」はないのです。

パウル・シュミットは、バイオレゾナンス理論だけでなく、それを実践する各種の機器の発明、開発も行いました。

そのシステムの基本的なメカニズムは、まず、テレビやラジオなどのアンテナが電波を受信するように、自然界の波動（＝振動）を受け止め、周波数を選択して人の体に送り、特定の周波数による波動チェックにより気の滞りを検出し、併せて波動的共鳴を利用して、その滞りを解消し、生き生きとした気の流れを取り戻すものです。

この一連のバイオレゾナンスの過程に電気、電力は用いません（コンピュータなどの起動用には使用します）。人の体には、いわゆる人工の電気、電流は流さないのです。その点で、多くの電磁波、放射線などを用いる現代医療の検査・治療機器とは異なります。体に負担をかけない優しい健康法なのです。

そこも大きな特徴になっています。

バイオレゾナンスは、このように自然界の波動（＝振動）を用いて生命力を高めるメソッドですから、気の流れを修行によって高め、整える気功や太極拳、ヨガなどにも通じる健康法ということもできます（ですから、このバイオレゾナンスを自然療法の範疇に入れる人もいます）。

バイオレゾナンスは、このような特徴から、私が本業で扱っている医薬品などについて回るような副作用、あるいは医療過誤などの心配もありません。それだけに一般家庭においても容易に安心して実践、活用できる健康法になっています。

　また、すでに紹介したドイツをはじめ多くの実践家が、現代医療と併用したり、伝統医療と組み合わせたり、あるいは単独の治療院や新しいトリートメントとして、さまざまな工夫をしながらバイオレゾナンスに取り組んでいます。

　それらの実践、試みによって得られたデータ、アイデア、新たなアプローチ法、さらにより活用しやすく設計されたプログラムなどが厳密な検証を経て、公表され、共有されるようになっています。それがまた新たな進化にもつながっていきます。

バイオレゾナンスの本拠地に建つ七つのピラミッド

　これまで紹介してきたドイツにおける実践現場をその目で見ていただくための研究・視察ツアーでは、バイオレゾナンス創始者のパウル・シュミットが実践機器の研究開発のために創業したメーカー（レヨネックス社）や療法士養成の専門教育機関の「パウル・シュミット・アカデミー」などの視察も行っています。

　レヨネックス社の本社があるのはドイツ中西部のザウアーラント（パウル・シュミット生誕の地はそこから車で30分ほどの町です）。町に入ると高台に建つ何基ものピラミッド型の建物が目に飛び込んできます。それが2006年に新たに建設された同社本社ビルです。

ピラミッド型デザインについて「なぜこんな奇抜なものに?」との質問に、同社の社長は、「バイオレゾナンスという類まれな健康機器を製造している会社の建物も、類まれな形の建物であってもいいと思いませんか?」と答えています。

この建物の素晴らしいところは外観だけではありません。環境に配慮したさまざまな新技術が、あちこちに駆使されているのです。

たとえば、電気系統を例に取りましょう。ムダな電力消費をしないよう、天井のセンサーが人の入退室をチェックし、人が入ってくると自動的に照明が灯り、ヒーターも作動します。壁のどこにも電気のスイッチはありません。

その明かりも、太陽の光に近いフルスペクトル照明。暖房は地熱を利用したヒートポンプ式で、水洗トイレの水は雨水を利用しています。

徹底的にムダを省き、自然資源を可能な限り有効利用したピラミッド社屋は、その未来志向のコンセプトが高く評価され、施工会社であるクールマン社とともに、2008年のKNX賞(環境賞)を受賞しています。

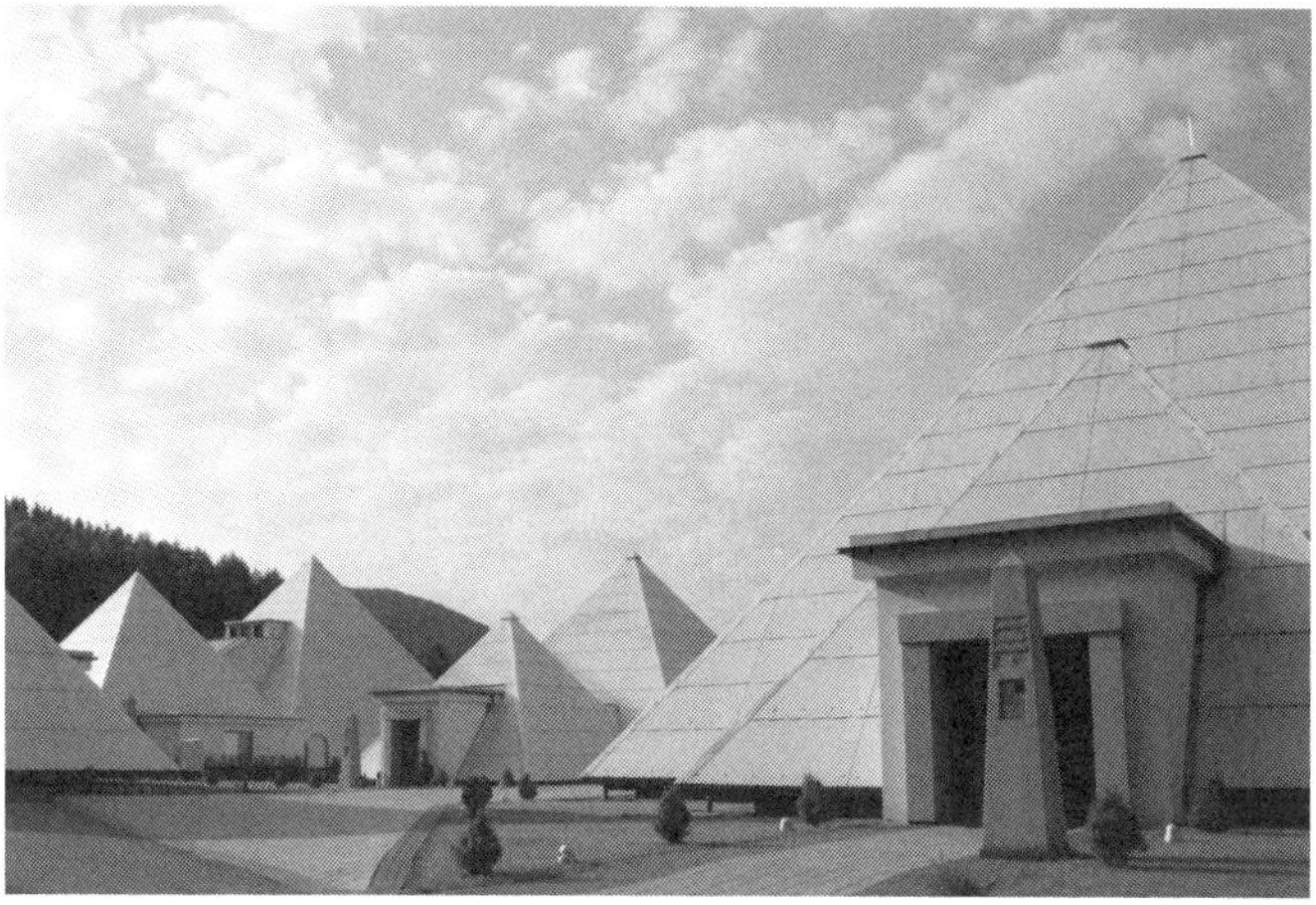

ユニークなピラミッド群。右から二つめのピラミッド内にパウル・シュミット・アカデミー。その左隣に、研修生が実習もできるセラピーセンター)

建築にあたっては、もちろんこれまで述べてきたジオパシックストレスの調査も行っています。じつは最初の計画では、5メートルほどずれた場所に建つはずでした。調査の結果、ジオパシックストレスの放射帯が見つかったため、それを避け、今の位置に建てられたといいます。

ピラミッドは、いずれも3階建てで、本社機能の中枢である第1のピラミッドには、開発と製造、販売の各部門があり、倉庫も備えられています。

2番目のピラミッドは、イベントセンターで、講演や講習、各種セミナーやワークショップが開かれ、国の内外から訪れる研修グループのトレーニングもここで実施されます。また、国家資格である自然療法士HPの養成とパウル・シュミットのバイオレゾナンス・メソッドの習得のための「パウル・シュミット・アカデミー」（２００６年設立）の本部もここに置かれています。

「アカデミー」のコースは２年半で、現在１２０人の学生が学んでいます。すでに卒業生とHP試験の合格者が多数出ています。

一つおいて四つ目のピラミッドは、12のトリートメント・スペースのあるセラピーセンターとして使われています。アカデミーの研修生も、このセラピーセンターで実習を行っています。

これらの施設を視察した参加者からは、「このような教育機関、訓練コースが日本にもほしい」との声が出されました。

その後、バイオレゾナンスがさらに普及するなかで、日本を含む各国で教育や実習の機会がさまざまに設けられてきました。ただ、このアカデミーのような本格的な教育養成機関は、まだできていませんが、２０１８年には、単に養成機関ではというだけでなく、一足飛びに、大学の正式な学科として認められ、講座も開設されることになりました。ローマのサンパオロ大学におけるバイオレゾナンス学科です。ここのレヨネックス社の社長が教授兼学科長に任命され、実践機の使用法などを指導する講師も採用されて、２０２０年からの本格開講となりました。

バイオレゾナンスを実践するシステムも飛躍的に進歩

バイオレゾナンス・メソッドの進化を支えているのは、それを活用しているみなさんとともに、それを実践する機器の飛躍的な進化、向上ということもいえると思います。その実践機の簡単な説明をしておきましょう。

バイオレゾナンスの実践機器の基本システムは、「パウル・シュミット式バイオレゾナンス（ＢｎＰＳ）」と呼ばれています。

さまざまな周波数の波動を一つずつ自然界から取り込み、中継して送り出し、ハーモナイズによって滞りを解消していきます。

ただ、この方式のハーモナイズは、時間がかかるのが難点でした。すでに述べたことですが、滞りを解消するために送る波動の周波数は、一つや二つで足りることはまれだからです。問題解決には数多くの周波数を送る必要があります。

当初のシステムでは自分の手でダイヤルを回して、一つひとつの周波数を設定するものでした。これはとても煩雑で時間もかかりました。

そこで1993年に導入されたのが、コンピュータによる制御システムです。手で周波数を設定するのではなく、コンピュータがプログラムに従って周波数値を自動的に設定し、波動チェックやハーモナイズができるようにした大型の新しい機器が開発されたのです（コンピュータなどを動かすために電力が用いられるようにもなりました）。

さらにパウル・シュミットが作成した「人体の制御図表」（257ページ）に基づいて54種類のプログラムができました。

この大きな革新によって、バイオレゾナンスは、一つひとつの周波数を点検し、論じるだけでなく、気の流れの道に沿って確実に滞りをチェック、調整できるようになったのです。これは画期的な進化といえるでしょう。

このシステムを見たとき、手動式の機械の時代から使用していた私には、まさに隔世の感、でした。

さらに2003年には、Windowsを搭載したBATという新しい方式が追加されました。特徴はプログラムとモーターを内蔵した大量の周波数を短時間で送ることができるシステムということです。

このＢＡＴをさらに発展させた新システムＲＡＨが２００９年に完成しました。ＢＡＴと大きく違うところは、ひとことで言えば「搬送波としての気の波を短時間に自動的に変えることができるようにした」点です。それによって、たとえば30秒ごとに搬送波を変えて新情報を送り、受け手の体がいわば〝居眠り〟をしないで常に効率よく波動を受けることができるようになりました。

従来の方式（とくにポータブル機種）で、たとえば水脈の波動調整などをしようとすると、２１４の周波数で60分以上、断層の波動調整で98の周波数で約50分もかかっていたものが、ＲＡＨなら水脈、断層、広域碁盤目を合わせて５分が標準的なアプローチの時間になるなど大幅な時間短縮を実現しました。

また、ＲＡＨに対応する周辺機器も開発されて、たとえば夜寝ている間でも、望みのプログラムで、長時間のさまざまな波動調整ができるという、非常に使いやすいものになったのです。

ＲＡＨプログラムの開発には20名を超える専門家が携わり、日本の医師２名も参画しています。

ＲＡＨのプログラムの数は１８００を超え、今やバイオレゾナンスの主流のシステムになったといえます。

システムもこのように素晴らしい進化を続け、それによってバイオレゾナンスが誰でも容易に活用できるようになったのです。

人体の制御図表

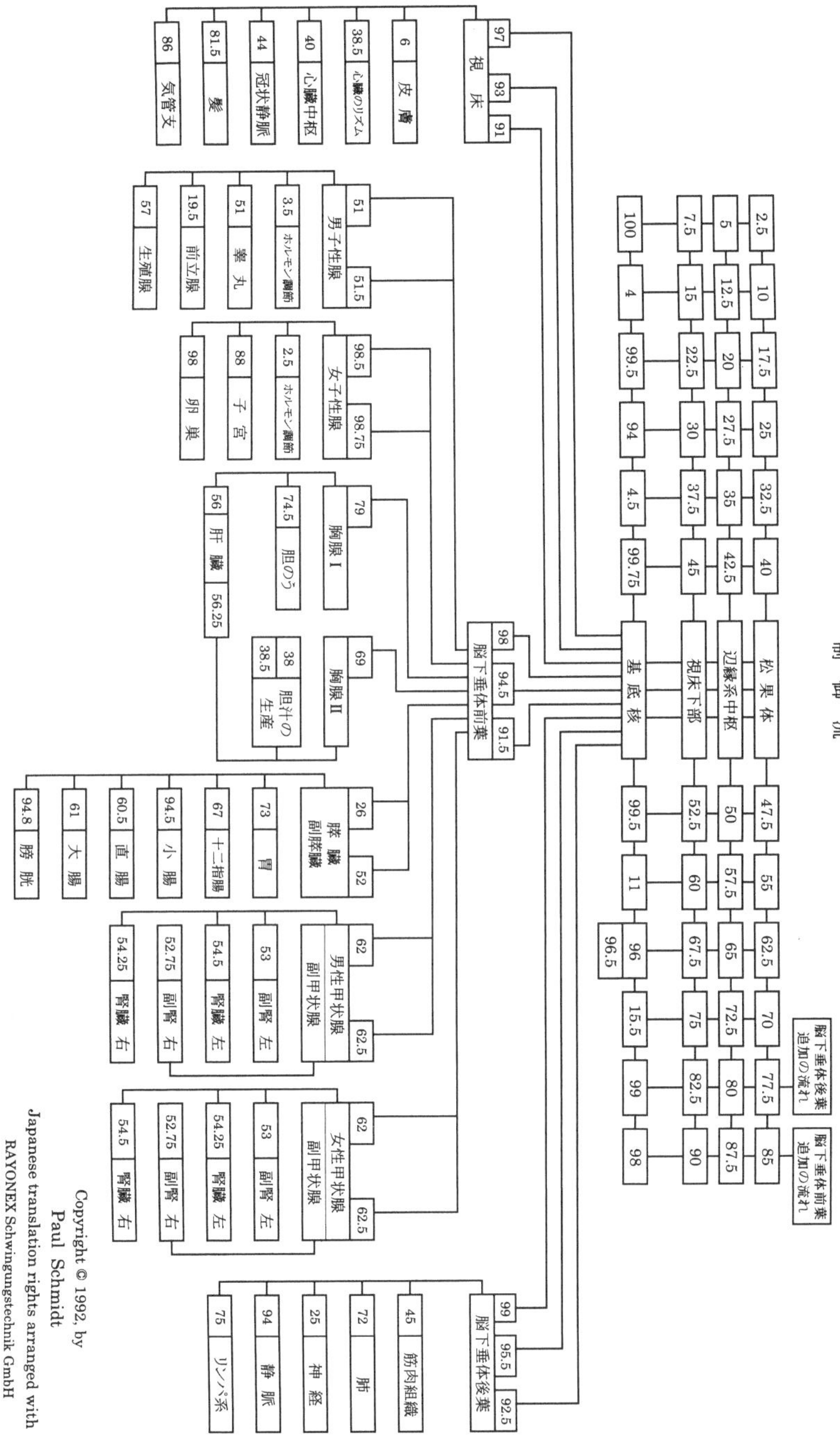

制御流
松果体
2.5
10
17.5
25
32.5
40
47.5
55
62.5
70
77.5
85
辺縁系中枢
5
12.5
20
27.5
35
42.5
50
57.5
65
72.5
80
87.5
視床下部
7.5
15
22.5
30
37.5
45
52.5
60
67.5
75
82.5
90
基底核
100
4
99.5
94
4.5
99.75
99.5
11
96
96.5
15.5
99
98
脳下垂体後葉追加の流れ
脳下垂体前葉追加の流れ
視床
97
93
91
6 皮膚
38.5 心臓のリズム
40 心臓中枢
44 冠状静脈
81.5 髪
86 気管支
男子性腺
51
51.5
3.5 ホルモン調節
51 睾丸
19.5 前立腺
57 生殖腺
女子性腺
98.5
98.75
2.5 ホルモン調節
88 子宮
98 卵巣
胸腺 I
79
74.5 胆のう
56 肝臓 56.25
胸腺 II
69
38 38.5 胆汁の生産
脳下垂体前葉
98
94.5
91.5
膵臓 副膵臓
26
52
73 胃
67 十二指腸
94.5 小腸
60.5 直腸
61 大腸
94.8 膀胱
男性甲状腺 副甲状腺
62
62.5
53 副腎 左
54.5 腎臓 左
52.75 副腎 右
54.25 腎臓 右
女性甲状腺 副甲状腺
62
62.5
53 副腎 左
54.25 腎臓 左
52.75 副腎 右
54.5 腎臓 右
脳下垂体後葉
99
95.5
92.5
45 筋肉組織
72 肺
25 神経
94 静脈
75 リンパ系

2003年	バイオレゾナンス実践機にWindows搭載のBATモジュールを組み込む。
2006年	ポータブル・バイオレゾナンス実践機が登場。 ドイツ振動医学推進協会日本支部設立。
2007年	パウル・シュミット・アカデミー設立。
2009年	バイオレゾナンス実践機の新システムRAH完成（Dr.矢山のATPプログラムなど収載）。
2011年	欧州最大の応用技術研究機関フラウンホーファー研究機構でパウル・シュミット式バイオレゾナンスの効果について科学的検証。
2012年	RAHにDr.濵田の宿主抵抗性遺伝子プログラム収載。
2014年	ダルチュ細胞生物学研究所がマウスの細胞組織を使い、「ミニレヨネックス」のトリートメント効果を科学的検証（傷の治癒促進＝細胞増殖を確認）。
2016年	波動的に最適化したサプリメント「エトシナ」の効果の科学的検証がガンツ・イムン試験所（GANZIMMUN Diagnostics AG, Mainz）で行われる。
2017年	RAHのアップデートによりプログラム数が1800を超える。
2018年	Prof.ハイメスがローマのサンパオロ大学のバイオレゾナンス学科長と教授に任命される。パウル・シュミットのバイオレゾナンスが同大学の正式講座に採用される。 Dr.フィートが「心不全」が見られる36人のクライアントに対するバイオレゾナンスのトリートメント結果を発表。
2020年	バイオレゾナンス実践機の自動測定機能に「鍼の分析」が加わる。

パウル・シュミットのバイオレゾナンスの歴史

1975年	パウル・シュミット（1922-1994）がバイオレゾナンス理論を確立。
1976年	最初の「波動送波器」を試作・実験。
1982年	パウル・シュミットがレヨネックス社を設立。
1983年	パウル・シュミットの著書『バイオモザイク』刊行。 バイオレゾナンス実践の１号機「サノトロン」（「レヨメータ」の前身）と住空間調整器「レヨネックス、スーパーレヨネックス、レヨネッテ、ミニレヨネックス」（ドゥプレックスの前身）登場。
1987年	「パウル・シュミットのバイオレゾナンス・トリートメント」の概念確立。
1992年	パウル・シュミットの「人体の制御図表」公開。54のプログラム作成。 バイオレゾナンス実践機を使った鍼振動療法スタート。
1993年	バイオレゾナンス実践機にコンピュータによる制御システム導入。
1994年	Dr.ゲアハルト・ブライヤーがバイオレゾナンス実践機PS1000だけを使って前年から試みた514名の患者の治療の結果を報告。
1999年	ドイツ振動医学推進協会設立。
2000年	マンフレッド・デーネケがBAT（Bioenergetic Analysis & Treatment）システム製作。 レヨネックス社が世界標準の品質保証ISO9001の認証を取得。
2002年	第１回「ドイツ振動医学研究ツアー」実施。

初版あとがき（と追記）

ある日本の中小企業の元経営者の方が、ご自身のことを振り返りながら、こんなことをおっしゃっていました。

「中小企業の経営者というのは、健康管理の重要性はわかっていても、実際には自分のことまでは手が回らないものです。オイルショックや円高をなんとか乗り切って後継者にあとを任せて、第二の人生を楽しもうとした矢先に病気で入院、というような話はよく聞きますよね。つき合いやストレス解消のために酒を飲みすぎる、眠れなくなるとついつい睡眠薬に頼る。こういう生活が続けば、高血圧や糖尿病、痛風にもなる。体に負担をかけているとわかっていても、つい仕事を優先してしまう。もし、就寝中に昼間受けた心身の負担を少しでも解消できれば、こんな楽なことはないですよね。パウル・シュミットのバイオレゾナンスは、自動的に『気の流れを整える』作業をしてくれる。もちろん暴飲暴食は慎まなければ効果は上がらないだろうけど、体に負担のかからない方法で、しかも、そのための時間をつくる必要がないとなれば、こんなうれしいことはないですよ」

この元経営者は現在、ご自身と奥様の健康管理にバイオレゾナンス・メソッドを活用されています。

「私は現役のときにはできなかったけれど、現役のうちに『経営者のための健康メニュー』などを作ってもらって、それを夜、使うようにすればいいですよね。そうすれば引退したときに、この機械のホントの凄さを自分で発見できるのではないでしょうか」

と、笑っていらっしゃいました。

「経営者のための健康メニュー」

いいですね。この元経営者の話は、多くのビジネスマンにも当てはまることではないでしょうか。

私は、年に数回日本に行きます。そして毎回、ドイツ振動医学推進協会日本支部で、バイオレゾナンスの日本のユーザーさんから、お話を聞くのを楽しみにしています。日本支部はドイツ直轄の支部で、私の大好きな日本での状況を、本国のクリスティーナ・ヴェルニツキ会長やヴィルヘルム・ヘンベルク専務理事に伝え、日本のユーザーがどんなに上手にバイオレゾナンス実践機を使っているか、親日家として自慢をするのも私の仕事の一つなのです。

日本支部は、少人数の小さな事務所ですから、お客様をお迎えすることはできません。毎日、セミナーの準備やマニュアルの作成などで忙しくしておりますので、電話などの応対も十分できないこともあるかと思います。疑問点などはできるだけホームページでご確認をいただき、さらにそこからメールなどによって、ご意見ご質問を寄せていくようにしていただければ幸いです。

ただし、このパウル・シュミットのバイオレゾナンスという方法は、病気を診断したり、治したりする医療機器ではありませんから、「こういう病気は治りますか？」というようなご質問には、対応できませんのであらかじめお断わりしておきます。

一般社団法人ドイツ振動医学推進協会日本支部
ホームページ　https://www.shindo.ne.jp
ＴＥＬ　０３－５３５６－７３３０

本書の最後に、日本のみなさんに、あらためて東日本大震災のお見舞いを申し上げたいと思います。マグニチュード9・0という、ドイツでは考えられない大地震と、続いて発生した大津波でご家族やお友達を亡くされた方々、また被害をこうむられたみなさんに、心からお悔やみとお見舞いを申し上げます。

日本が、このような大きな惨禍にさらされる日がくるとは想像もしませんでした。第二の母国のこのような悲劇は、大きな衝撃であり、深い悲しみを覚えます。

仙台でバイオレゾナンスのセミナーが開かれた折に見た三陸海岸の美しい光景も、大きな津波に呑み込まれたと聞いています。しかし日本はドイツ同様、第二次大戦後の廃墟のなかからたくましく復活し、世界的な繁栄を生み出した歴史を持っています。この度も、地震、津波の爪痕から見事に立ち上がってくださるに違いありません。一日も早い復興と、以前にも増しての力強い発展を心よりお祈り致します。

これはドイツ振動医学推進協会全体の気持ちであり、さらにいえば、私の周りのドイツ人の切なる思いです。

ただ一つ、復興を難しくしているものがあるとすれば、福島第一原子力発電所の事故でしょう。チェルノブイリ型の大事故は回避されたとはいえ、放射能汚染は依然として深刻な状態にあると聞いています。まき散らされた放射能は、空気や水、また農産物や畜産物、水産物を通して、体内に入り、波動的な「負荷」が蓄積されていくという危険性が、まだ回避されたわけではないでしょう。

この本では、「衣食住」を中心としたバイオレゾナンスが提唱する健康生活を紹介してきました。「衣食住」は、私たちを取り巻く生活環境そのもので、それとの触れ合い方の提案を行ったつもりです。

今回の大事故では、空気や水、土が汚染され、その「衣食住」をリスキーなものにしてしまいました。このような状況だからこそ、より「衣食住」への心配りが必要になるでしょう。また、それらと触れ合う自らの体の〝生命力〟を維持し、高めることも、大切なポイントになるのではないでしょうか。その意味で、バイオレゾナンスが提供できるものも多いと思います。この時期に本書を出版することには、大いに意味があることだと信じています。

最後になりましたが、本書でも紹介しましたドイツ振動医学研究ツアーの参加者のみなさんと、ドイツでの研修を受け入れてくださった医療施設のみなさん、またそこで私たちの見学を快く許してくださった患者さんに感謝します。

みなさんのおかげで、私も大いに学ぶところがあり、それはこの本にさまざまな形で活かされました。

心よりお礼を申し上げたいと思います。


（2012年9月　ヴィンフリート・ジモン）


（追記）

私がここで書き加えて改めて述べるまでもなく、日本のみなさんはその後、東日本大震災からの復旧復興に尽力されて、2020年には東京オリンピック・パラリンピックを開催するまでになりました。この間のご努力には頭が下がります。

オリンピック・パラリンピックは、「平和」「国際交流」などとともにスポーツを通しての「健康」「健全な心身」づくりを内外にアピールする場でもあると思います。そのような機会を実現できたことは素晴らしいことで、大災害からの復旧復興と合わせ、ぜひ世界に示し、誇ってほしいと思います。

その2020年は、ドイツ振動医学の歴史にとっても大きなマイルストーン（里程標）が築かれる年となりました。ローマのパオロ大学にバイオレゾナンス学科が設けられ、その年秋から学生たちを受け入れるからです。

２０１８年に学科設置が決まってから、このうれしいニュースは日本のみなさんにもたいへん喜んでいただいております。

「私が支持し、学び、実践してきたバイオレゾナンスの評価がさらに高まるのはうれしい限りです」

「大げさに言えば、バイオレゾナンスはついに学問になったということですよね」

などなど。ドクターや療法家、あるいはクライアント、ユーザーの方々から、このようなうれしい感想をいただいております。

私たちとともに歩んできた多くの日本のみなさんに一緒に喜んでもらえるのですから、本当にうれしく思います。改めてみなさんにこのことも報告し、御礼を申し上げたいと思います。

２０１９年３月

著者

参考文献

Das Biomosaik（Paul Schmidt / RAYONEX Schwingungstechnik）

Symphonie der Lebenskräfte（Paul Schmidt / RAYONEX Schwingungstechnik）

Bioresonanz nach Paul Schmidt（Dietmar Heimes / Spurbuchverlag）
日本語版『パウル・シュミット式バイオレゾナンス』（ディートマー・ハイメス著 / Spurbuchverlag）

Biokybernetische Medizin – Band I
（Hans D. Gosau / Akademie für Biokybernetische Ganzheitsmedizin）

RISIKOFAKTOR STANDORT（Dr. Otto Bergsmann / Facultas-Universitätsverlag）

STANDORT ALS RISIKOFAKTOR
（Heinz R. Müller / Internationaler Arbeitskreis für Geobiologie e.V. / REICHL VERLAG）

Erdstrahlen（Dr.Horst F. Preiss / GEOBIONIC）

Stress durch Strom und Strahlung
（Wolfgang Maes / Institut für Baubiologie + Oekologie Neubeuern IBN）

Elektrosmog–Elektrostress（Wulf-Dietrich Rose / Verlag Kiepenheuer & Witsch）

Elektrosmog–Wohngifte–Pilze（Wolfgang Maes / Karl F. Haug Verlag）

Gesundheit durch Entschlackung
（Peter Jentschura・Josef Lohkämper / Verlag Peter Jentschura）

Säure–Basen–Balance（Prof.Dr. Jürgen Vormann / Gräfe und Unzer Verlag）

Das Selbsthilfe-Programm Übersäuerung（Norbert Treutwein / Südwest Verlag）

VITALSTOFFE & GESUNDHEIT
（Dieter Heinrichs・Angelika Münzel / Verlag und Universitätsdruckerei Wolf & Sohn）

Die Heilung von Allergien（Dr. Barbara Warnecke / Verlag Grundlagen und Praxis）

Mit Wasser heilen（Aljoscha A. Schwarz・Ronald P. Schweppe / Aurum Verlag）

Lebendiges Wasser 〜 Quell der Gesundheit
（Andrea Tichy / Beauty Boulevard Verlag）

ドイツ発《はつ》「気《き》と波動《はどう》」健康法《けんこうほう》　増補改訂版《ぞうほかいていばん》

発行日
2012年10月25日　初版第1刷発行
2019年 4 月10日　増補改訂版第1刷発行
2021年 2 月16日　増補改訂版第2刷発行

著者
ヴィンフリート・ジモン

装丁
ポンプワークショップ

編集協力
山本和雄

DTP
臼田彩穂
大島愛子

発行人
北畠夏影

発行所
株式会社イースト・プレス
〒101-0051
東京都千代田区神田神保町2-4-7　久月神田ビル
電話：03-5213-4700
FAX：03-5213-4701
https://www.eastpress.co.jp

印刷所
中央精版印刷株式会社

ISBN978-4-7816-1770-1 C0047